自然治癒力を高めるマクロビオティック【実践編】

――運命を開く断食

磯貝 昌寛 著

ミネルヴァ書房

「はしがき」に代えて――推薦のことば

二五年前の夏、ひどく痩せた青年が私たち夫婦を訪ねてきました。私の夫である大森英桜《おおもりひでお》に会うために四〇日以上の断食をしてきたと青年は言いました。その青年こそが磯貝昌寛さんだったのです。夫は苦笑いしていましたが、心の底ではうれしかったことでしょう。

私は、夫である大森英桜と共に桜沢如一《さくらざわゆきかず》氏の提唱した陰陽の法則に基づく食生活（正食）をより深めるために、六〇年以上にわたり正食を実践し研究してきました。そしてこの考えに沿った穀物菜食（穀菜食）の料理教室を主宰してきました。

私が料理をするうえで最も意識することは「生命の繋《つな》がり」であり、大切にしていることは「愛」です。相手の健康を思い、食の安全を考え、陰陽の調和に心を配ることで、その人にとっておいしい料理ができます。「食は愛である」と思うのです。

六十余年、マクロビオティックな生き方をしてきて、陰陽の調和のとれた食事は病気になりにくい体をつくるばかりか、自然治癒力を高め病気を治す力があることを学びました。心と体の陰陽の調和が崩れた状態を治そうとして現れるのが病気であるとわかったのです。断食や半断食を取り入れることで陰陽の調和が促されることも深く学びました。

磯貝昌寛さんは大森の考えに共感し、自ら多くを学び、共に穀菜食の普及に尽力してくれた信頼できる後進の一人です。大森が確立した半断食を現代の人たちに合ったやり方で継承してくれています。

人間は自然界の一員です。人間を含むすべての動植物は自然界に存在する陰陽の調和の上に成り立っています。まず、この陰陽の調和を意識して物事をとらえ、調和のとれた食事をすることで、血液の質を高め、正しい判断ができるようにしてほしいと考えます。

この本には心と体の調和をとるための具体的な実践が詳細に書かれています。一人でも多くの方に読んでいただき、自然治癒力を高めた体を手に入れて、健やかで幸せな生活をおくっていただきたいと願います。　感謝

大森一慧

自然治癒力を高めるマクロビオティック〔実践編〕——目次

第5章　ガンの食養指導 …… 155

第1章 断食とマクロビオティック

その昔、断食は特別なことであっても、
奇異なことではなかったようです。
断食で難病奇病がよくなる様を目の当たりにすると、
断食という伝統を現代に合った形でよみがえらせることに、
大きな意義を感じるのです。

断食が運命を開く

昔から「赤子は三日分の弁当を背負って生まれてくる」といわれていました。生まれてすぐに母乳にありつけないことは遺伝子には織り込み済みだったのかもしれません。

日本には出生の記録と乳幼児期の記録を記す母子健康手帳があります。私は仮死状態で生まれたと、両親や祖父母に小さい頃から聞かされていたのですが、大人になってはじめて母から母子健康手帳を見せてもらい、それが事実だったことに改めて驚いたのです。

仮死状態で生まれた私は、羊水を吸い過ぎてしまったらしく、羊水を吐き切り、産声を上げ、母乳を口に含むまでに二日以上かかったというのです。私は、この世に誕生したと同時に断食を体験したのです。それが今、断食をライフワークにしているわけですから、不思議なご縁を感じます。

幼少期に飢えた体験があると、成人してから糖尿病などの生活習慣病になる確率が高いという欧米の研究があります。これは現代の食生活では飽食と不自然な食が一般的になってしまったからであって、自然な食をしていたら、幼少期は腹を空かせて少し飢えていたくらいの方が生命力は高まるのです。幼少期の飢えた体験は、その後の食生活が自然なものであれば、旺盛な食欲となり活発に動き回ることができるのです。

食欲は生命力の中で最も大事なものです。旺盛な食欲が生命力を活性化させるのです。断食は食欲を減退させるものではなく、むしろ食欲を旺盛にさせます。旺盛とはいっても闇雲に何でも食べてしまうような食欲ではありません。高い判断力をともなった旺盛な食欲です。断食後に家に帰って添加物の入った食事をしたら、口の中の違和感が強くて呑み込めなかったということは珍しいことではないのです。

生まれて直後の断食は私の意思というよりも天の計らいであったと私は考えています。天の計らいも含めて自らの意思といえば、そうかもしれません。

私の出生に難があったというのは、食養的に考えても、母や私自身に陰陽の偏りがあったのだと思います。幼少期の私は体が弱く、病院通いは今も記憶に残っています。毎月のように風邪をひいて、中耳炎、扁桃腺炎《へんとうせんえん》によく罹《かか》り、ちょくちょく通院していました。

そんな体でしたから、幼少期から私は「元気になりたい」「健康になりたい」「強くなりたい」という人一倍強い思いがあったのです。

歴代の食養の指導家も、若い頃何らかの病気があり、それを克服するために食養を始めている人が多いのです。食養の祖といわれる石塚左玄《いしづかさげん》（一八五一～一九〇九）は幼少の頃より腎炎がありました。マクロビオティックを提唱した桜沢如一《さくらざわゆきかず》（一八九三～一九六六）は、結核であったことから食養に入っています。私の師である大森英桜《おおもりひでお》（一九一九～二〇〇五）も結核であったことで、兵役に就けないほどの病弱さがあったのです。

難が有って有り難う。病という難があったからこそ、その意味を噛みしめることができます。

私は二〇歳の時に師である大森英桜に出会うのですが、大森に会うためには、自分自身をそれなりに精進潔斎《しょうじんけっさい》してからでないと失礼にあたると考えて、思い切って断食を試みたのです。まずは一人暮らしをしていた自宅で断食をやってみました。家に居ながら、食べるのをやめて水分だけ飲んでいました。

一日二日は何ともなく普通に生活できました。ただ三日目くらいから体が「だるい」「眠い」「重い」などの症状が出てきました。今思えばこれらが排毒反応の初期症状だというのがわかるのですが、指導者につかず一人我流でやっていましたから、よくわかりません。断食に関する本は何冊も読んでいましたから、これが排毒反応（瞑眩《めいげん》反応）だろうということは想像がついたのですが、いざ自分に排毒反応が出ると、どのように対応していいか、なかなかわからないのです。

排毒反応とは、体に溜まっていた毒素が血液に溶け出して流れ出した状態だと食養では考えています。汚い血液が脳に上がるわけですから、判断を正常に下すというのは難しいことなのです。

当時の私は、排毒反応が出た時に適切な対応ができたかというと、できていなかったと思います。排毒反応があっても「ただひたすら寝る」というのはいい方で、食事量がすぐに増えたり、甘いお菓子を食べてしまったり、いろいろ失敗はありました。そんな体験をたくさんしたからこそ、断食明けの食事、回復食というのを一番大事にしなくてはいけないと痛感させられたのです。

家での断食はなかなか難しいものだと、当初より感じていました。日常生活の中で食を断つというのは難しいものです。

そのような体験もあって、断食が体験できる道場の必要性を強く感じていたのです。

危機感は生命力を高める

二〇一六年にノーベル賞（生理学・医学賞）を受賞した大隅良典《おおすみよしのり》博士（基礎生物学）のオートファジー（自食細胞）の研究は、断食や食養をすすめる私たちにはとても参考になるものです。

私たちの体の中では「ある条件」を満たすとオートファジーという作用が働いて、たんぱく質を再合成するというのです。むしろ、オートファジーが正常に働いていないと、私たちの体は恒常性を維持できないといいます。元々あった体のたんぱく質を分解して再合成するというのがオートファジーです。さらには、体の中の不要な老廃物を抱えたたんぱく質を作り替える時に、きれいにして作り替えてくれるというのですから、浄化システムとしての働きもあります。まさに夢のような働きをしてくれているのがオートファジーです。

このオートファジーは体が飢餓状態の時に最も高まるというのです。「ある条件」とは「飢餓」であったのです。断食が昔から続けられてきた大きな要因を、現代の最新の研究が裏付けてくれたのではないでしょうか。

オートファジーの研究だけではありません。カロリー制限をすることが長寿遺伝子を活性化させるという研究は枚挙にいとまがありません。長寿に関する研究では絶食やカロリー制限以外では大きな成果が出ていないようですから、断食に勝る生命の活性化はないといっても過言ではないのです。

オートファジーに代表される最新の研究によって、食を断つことで、体の中の毒素や老廃物を分解除去してくれる遺伝子のスイッチがＯＮになって体が浄化される、ということが解明されつつあるのは本当に素晴らしいことです。さらに、東洋でも西洋でも断食を習慣化してきた歴史があることにご先祖様の深い慈悲を感じます。

危機感が遺伝子を刺激することはさまざまなことからも想像できます。大隅良典博士と同じくノーベル賞受賞者の京都大学の山中伸弥《やまなかしんや》教授が研究したｉＰＳ細胞も、危機感という刺激で誕生したといわれます。ｉＰＳ細胞は正常細胞にガン細胞が投入されて、危機感を抱いた正常細胞が全能性を獲得したというのです。それもガン細胞を四つ、正常細胞に組み込んだというのです。ガン細胞が一つでもダメ、二つでも、三つでもダメだったのが四つ組み込んだら全能性を獲得したｉＰＳ細胞が生まれたというのです。さらには五つ投入したら危機感が強すぎてこれもダメだったといいます。

戦時中には、戦闘地帯から一時帰った夫を待って子を宿した婦人は、排卵の時でなくても排卵を調整したり、子宮の中で精子を長時間保存して子を授かったといわれます。

スウェーデンのカロリンスカ研究所で生まれた世界で最初のクローン羊のドリーは、羊の乳腺細胞から生まれたのですが、乳腺細胞が断食状態になった時にはじめて全能性が出てきたというのです。細胞一つひとつには本来、命のすべてが詰まっています。生命には私たちの想像を絶する可能性があるといえるのではないでしょうか。それが一時的に眠り、ある働きに限定した動きをみせています。乳腺細胞は血液を乳汁に変える働きが強く、骨髄細胞は濃縮したエネルギーを蓄え、飢餓状況の時に血液を造る造血細胞の働きが強いのです。小腸の上皮細胞は食べ物から血液を造る造血細胞の働きを強く持っています。それぞれの細胞が体のさまざまな場所で一所懸命に働いているのです。ところが、危機感が高まった時、一つひとつの細胞が全能的にフル活動して生命力そのものをグッと高めるのです。火事場のくそ力といわれるのは、細胞の全能能力のことではないでしょうか。

全能性を湧出する危機感の中で最も強い刺激が、断食だと思います。食を絶つということは、生命の中ではもっとも刺激的なことです。食を絶つことは、生命に危機感を与えることですが、逆に本質的な生命力を湧きあがらせることでもあるようです。もちろん、さじ加減があります。いのちの力を湧きあがらせる程度の断食でなくてはなりません。命を絶ってしまうほどの断食では本末転倒です。iPS細胞は、ガン細胞が四つの刺激で全能性を獲得したということは、四つがちょうどよい危機感であったのです。三つや五つでは成功しなかったのは、危機感もほどほどでなくてはならないという学びではないでしょうか。

意識の壁を超える断食

和道での半断食合宿には全国各地からさまざまな人が来られます。ガンや糖尿病などの生活習慣病をはじめ、さまざまな持病を抱えた方、うつ病などの心の病を抱えた方も少なくありません。約二〇年間、食養指導に携わり、病に向き合い、体が自然な食物からできる細胞で満たされたならば、どんな病も改善していくと私は感じています。体と心の改善の始めの一歩として自分自身（または病）をしっかり見つめることがとても大切だと思うのです。半断食合宿が自分を見つめるということに大いに役立っていると思うのですが、その一例を紹介しましょう。半断食合宿に参加された方の感想です（断食と半断食の違いについては後ほど説明します）。

――今回の半断食合宿を終えて一番強く感じたことは、「食」の有り難みです。普段、食事にはとても気を使っていたけれど、好きなものを好きなだけ食べ、気分であまり食べたくないものは残し、最近は暑くなってきたこともあり、傷ませて捨ててしまうことも時々ありました。そんな中、今回の合宿を経験し、お茶碗一杯のお粥でこれだけおいしくて、満腹感も得られ、ひと口ひと口とても大切に食べることの大切さを学ぶことができました。

これからの食事を、もっと感謝して食べよう！　と強く感じることができました。

もうひとつは「運動」することの大切さです。合宿三日目の朝、風邪をひいたときのようなだるさを感じました（注釈・半断食時の一般的な排毒反応です）。その日、「一〇キロ歩くよ」と先生から言われ、私は「あ……絶対ついて行けないわ……」と思いました。その前にウォーキングに行けるかどうかもわからなかったので、寝て安静にしていないといけないのでは？　と勝手に思っていました。しかし、りんごジュース入りくず湯を頂き、しばらくすると……、あれ？体が楽になってる!?　ビックリ！　となりました。

ウォーキングも一〇キロを楽々歩け、走れ！　と言われたら走れそうなくらいでした。気分もうってかわって元気でスッキリしていました。そんなことを初めて体験し、自分の持っている自然治癒力とか、パワーとかその他もろもろを、もっと信じてあげなきゃダメだ！　と強く感じました。

今回の合宿で自分にとても自信を持てるようになりました。本当に学びの多すぎる合宿でした。参加して本当に良かったです！

（石川県在住、20代女性）

この方は軽度のアトピー性皮膚炎があり、その改善を主目的に食養合宿（半断食）に参加されました。合宿最終日の感想では自分自身を一歩乗り越えた充実感が感じられます。

アトピー性皮膚炎だけでなく、生活習慣病の多くが、食と生活の間違いから引き起こされています。生活習慣病ですから、日常の生活、特に食生活が変わらなければ治るものではありません。半断食合宿が、病気を引き起こした生活を変える大きな一歩になっているのです。

もう一人、半断食合宿が契機となって新しい一歩を踏み出した方の感想を紹介します。


――以前からぜひ行ってみたいと思っていた食養合宿に、今回初めて参加させて頂きました。「和道」に入るともうとてもとても穏やかで心地よく、心がほどけるような感覚がありました。初日の晩、庭から桃の葉を摘んで煮出し、薪で沸かしたお風呂を頂きましたが、その時の感動が忘れられません。薪の香り、桃の葉を煮出す香り、やわらかくて芯のあるお湯は本当に気持ちよかったです。

お粥を一〇〇回も二〇〇回も噛めるのだろうかと思いましたが、噛むことはとても楽しく、その時々で味の変化を感じたり、さまざまな思いを抱きました。ご飯茶碗に軽く一杯盛られたお粥を食べ終わった後、体がじんわり温かくなっていることに気づき、食べ物の力、噛むことの力を改めて感じました。

朝のお掃除、体操、ウォーキングもどれも清々しく、ウォーキングの途中で摘んで食べた木の実やイチゴのおいしさや、お父様の畑の麦や稲の力強さにも感動でした。

お手当の生姜シップは自分がやられるのも最高に気持ち良く、また、他の方にやっている時もなんだか幸せな気持ちになり、どちらも経験できてよかったです。

参加者の皆さんや、磯貝先生や奥様とお話しさせていただく中で、自分自身とじっくり向き合ったり、また、新たに発見することができた気がします。

実は、合宿から帰ってきた翌日の朝、目が覚めると不思議と「あ、今から新しいスタートなんだ」「今日から新しい自分がはじまるんだ」というようなことがスーッと落とし込まれたような感覚がありました。ちょうどこれからの生き方について色々と見つめていた時期だったこともあり、そのようなタイミングで参加させていただけてよかったです。

これからどのような道に向かうかまだわかりませんが、和道で過ごした日々のように、穏やかで軽やかな気持ちで日々を大切に過ごしていきたいと思います。（東京都在住、30代女性）

自分を見つめ直す断食

観音という言葉があります。

観音様、観音寺、観音堂、観音菩薩を観ることができるようになれば、菩薩になったり、寺やお堂に祀られたりするわけです。

音というものは、耳で感じるわけですが、観るという行為は、視覚である目だけで行っているわけではないように感じるのです。五感のそれぞれの働きの中に「観る」という働きがあるのではないでしょうか。

目、耳、鼻、口、皮膚、それぞれの感覚器官を通して、体の外と内からの情報を「観る」ということは、簡単なようでいてなかなか難しいように感じます。

「和道」にはさまざまな人が来られます。断食（半断食）を中心に、その人に合った体質改善法を提案しています。体重を減らしたいダイエット目的の方も来られますが、それよりも、何かしらの持病があり、病気の克服を目的として体質改善に来られる人が多いのです。

その中の一人を紹介しましょう。その少年は、三歳の頃にインフルエンザ脳症から知的障害を負ってしまいました。彼は断食と塩断ちを定期的に実践することによって、知的機能を回復させていったのです。

最初はなかなか自分の言葉を話すことができなかったのですが、マクロビオティックに出合い、断食や塩断ちを繰り返すうちに徐々に言葉が出てくるようになっていったのです。彼と断食合宿中に散歩していた時のことです。

「気持ちを話すことは、本当に気持ちいい」と、歩きながらの会話の中で彼が呟いたのです。知的障害の程度が重い時は、なかなか自分の気持ちを言葉に表すことができなかったのでしょう。それが、知的機能が回復するにつれ、感じること、考えること、思うことを、少しずつ言葉で表すことができるようになっていったのです。

彼のこの言葉を聞いて、自分は本当の気持ちをしっかりと話せているだろうかと自問自答しました。自分の本当の気持ちを話すということは、簡単なようでいてなかなか難しいことです。私たちはさまざまな制約の中で生活を営んでいますから、本当の気持ちというものがどんなものであるかさえわからなくなっているかもしれません。

私も食と生活を通してマクロビオティックを実践していますが、命とは何かを探求する日々です。私たちは日々の生活に追われて、自分自身を見つめるということが少ないのではないでしょうか。ですから、私が過去に食養指導させていただいた方々は一万人近くになりますが、その多くの人が、自分自身をしっかりと見つめることに慣れていませんでした。ところが、断食を体験すると、不思議と気持ちが開放されて、安心感が増し、自分自身を見つめられるようになってくるのです。

断食をすると、不思議なことがいろいろと訪れます。そのひとつ、時間がたくさんできるのです。日常の生活では忙《せわ》しなく動いている時間が、断食をすると忙しなさがなくなって、十分な時間が得られるのです。

食事をする時間が必要ないということではなく、体と心にゆとりができて、時間感覚に余裕ができるのでしょうか。ですから、断食をすると、普段は見落としてしまうような小さなことでも感激したり感謝できたりするようになります。断食をしている時に見る朝日や夕日は何ともいえずきれいなものです。

もう何年も前になりますが、新潟で断食合宿をしていた時のことです。西の地平線に夕日が沈もうとして、太陽が半分ほど地平線の向こうからこちらを覗き込んでいます。あまりの美しさに時間も忘れていると、アッという間に西の彼方へ沈んで行ってしまったのです。

朝日も夕日も、地平線にある時は、太陽の動きを感じることができます。しかし、頭の上にある時はその動きを感じることはできません。さらに頭の上の太陽は直視することはできませんが、地平線のところではしっかりと直視することができるのです。

太陽は命の凝集体です。人は太陽の生命力から派生した太陽の子といってもいいでしょう。人の生命もまた、太陽の動きと地球の位置関係によるエネルギーに大きく左右されています。人を含めたすべての生命体の生き際、死に際も、朝日や夕日と同じように命の動きを感じることができ、生命を直視することができるのではないでしょうか。

病と向き合うことは、命の際を見つめて、命の際を歩いているようなものです。

断食は、食を意識的に断つことで命を際に追い込んでいるのと同じです。断食によって命の深遠を感じることができるのは、朝日や夕日を直視できるのと同じことではないかと思うのです。それなりに元気で身体に病が表面化していない時に、自分の命を見つめることが難しいのは、太陽が高い時眩《まぶ》しすぎて直視できないのと同じです。

人は本来、命を一日一生、生きては死んで、死んでは生きてを細胞の中で繰り返しています。生命のリズムを刻んで生きています。毎日毎日、命の際を感じることができます。亡くなる直前になって命の際を感じるよりも日々の生活の中で命の際を意識することができるのです。

昔の人々が朝日や夕日に向かって手を合わせていたのは、命の際に畏敬の念を持っていたからだと私は感じるのです。断食は命のリズムを取り戻し、命への感謝の心を湧き起こさせる素晴らしいものであると思います。

「音を観る」というのは、五感の先にあるいわゆる第六感のようなもので「観る」ことではないかと思うのです。断食は、音を観ることに近づく行為ではないかと、自分自身の断食を通して、また多くの断食実践者との同行を通して、そう感じるのです。

伝統に息づく断食と七号食

歴史的に断食という実践が長く続けられてきたのには深い意味があるのではないでしょうか。その意味を、和道での実践を通して強く感じるのです。命が再生し、回復するという事実を、断食の実践から強く感じるのです。

多くの伝統的な宗教には断食があります。世界の三大宗教といわれる仏教、キリスト教、イスラム教にも断食はあります。イスラム教のラマダン（断食月）はよく知られています。日本の神道にも、禊《みそぎ》の代表的実践として断食があります。

断食の歴史を紐解いていくことはとても難しいことです。断食の効用は、文字で明文化されるよりも、人々の実感として受け継がれてきたものなのではないかと思うのです。生物の治癒能力を高める本能的な行為に断食があるのです。私たちも体の調子が悪くなると食欲が湧かず、結果的に断食になることは珍しいことではありません。私たちは現代人としての知識がありますから、「何も食べないと体に良くない」などと思って、本来は断食したい体であっても、無理に食べていることが少なくないのです。

一方で、子どもは本能的に生きていますから、風邪をひいたり、体調不良になると、自然と断食をしています。食を断つことで自然治癒力を高めているのです。

人間だけではありません。人間以外の多くの生物も、断食をすることで自然治癒力を高めているのです。以前、私が飼っていた犬も、体調不良を起こすと数日断食をして自然に治していました。民族的に人々の健康を維持増進させる受け皿になったのが宗教ではないかと思います。

マクロビオティックを提唱した桜沢如一は「正食の十段階」なるものを遺しています。表にあるように七号食からマイナス二号食までの十段階です。正食の十段階はさまざまな解釈ができますが、私の食養指導の経験から考えると、まずは自分自身がどのくらいの食事内容で満足するかを見定めることです。

主食である穀物がだいたい六割くらい、副食である野菜がだいたい三割、そこにスープがだいたい一割くらいで満足するようならば、その人の体は三号食くらいがちょうどいいのです。スープの一割というのはずいぶん少ないような気がしますが、水分を除いて考えていますから、だいたいお椀に一杯と考えていいでしょう。

正食の十段階

	主菜 穀物	副食			その他		飲み物
		野菜の 煮付け	味噌汁	動物性	果物 サラダ	デザート	
７号食	100%	—	—	—	—	—	なるべく少なく
６号食	90%	10%	—	—	—	—	
５号食	80%	10%	10%	—	—	—	
４号食	70%	20%	10%	—	—	—	
３号食	60%	30%	10%	—	—	—	
２号食	50%	30%	10%	10%	—	—	
１号食	40%	30%	10%	15%	5%	—	
０号食	30%	30%	10%	20%	10%	—	
−1号食	20%	30%	10%	25%	15%	5%	
−2号食	10%	30%	10%	30%	20%	5%	

満足するというのはどういったことでしょうか。

まずは食後感が満足していれば、食事が終わった後に他の物を欲することはありません。食事の後に、水分が欲しくなったり、甘いものが欲しくなったり、または何か塩気や油気が物足りなく感じるのは、食事が、その人にとって何か合っていなかったのかもしれません。

私が師匠の大森英桜の助手をしている時に、大森の勉強会に妻が通ってきていたのがきっかけで、私は彼女と出会いました。一泊二日の勉強会を毎月一回、六カ月間行うという集中的な勉強会でした。その勉強会で出される食事は穀菜食なのですが、妻はちょくちょく、食後に自分で持ってきた「みかん」を食べているのです。陰陽の目で見れば、妻にとってその料理は陽性過ぎたのです。妻は幼少期から食後は必ず「みかん」を食べる習慣があったわけではないのです。

西欧で食後のデザートが普及したのも、主たる食事がパンとチーズ、あるいは肉食であったからだと想像できます。お米を主として食べていたら、食後にデザートというのは合わないのです。パンとチーズ（または他の動物性食品）では満足感を高める糖質が不足するために、果物や砂糖を使ったデザートが浸透したのではないでしょうか。西洋のデザートも陰陽の目で観れば、チーズや肉という陽性食の反動で、果物や砂糖などの陰性食を欲するようになったのです。

七号食は穀物一〇〇％です。穀物だけで満足する体になるにはそれ相当の修養が必要です。

桜沢如一は断食の定義をこのようにいいます。

「絶対に必要なモノだけしかとらないコト。スナワチ空気、日光、水とソレカラ直接つくられたモノの内、人間にゼッタイ必要な成分を完全にふくんでいるモノ（穀物）だけをとるコト。一切不必要なモノを断じて食しないコト。故に七号食はイワユル断食である。」

和道では、断食（半断食）合宿を毎月行っています。断食（半断食）の「はじめ」に玄米粥を徹底して噛みます。食べるというよりも噛むことを重要視しています。

七号食で、さらにはごくわずかの玄米粥で満足するのは、現代では至難の業です。しかし、たった一日二日でもごくわずかな玄米粥だけを食べる七号食による断食（半断食）をすると、現代人は多くの場合、排毒反応といって、さまざまな症状が出てくるのです。それらを乗り越えると、体はきれいになって心身がもの凄い爽快感に包まれます。

桜沢如一は少食に限定しない七号食であれば一～二週間まずは実践しなさいという指導をしていました。桜沢は一九六六年に亡くなっていますから、七号食による指導はそれ以前です。当時、桜沢から指導を受けた人たちはほとんどが戦前生まれです。戦前生まれの人たちにとっては七号食を一～二週間というのはよかったと思うのですが、私の食養指導の経験では、一般的な現代人では七号食を一～二週間続けるのは相当の注意が必要です。特に日本をはじめ、近代化した生活を長く送っている先進国の人たちには、長期間の七号食は危険だと思うのです。

長期間の七号食は、先進国での現代人では多くの場合、栄養失調になります。それより何より、実践してみると、感性が優位であれば食後の満足感が三日あるいは四日経つと薄れてきて、どうにも他のものを欲するようになる傾向が強いのです。

現代人は成長期から肉食や成長ホルモン剤などの添加物、さらには幼少期からの予防接種などによってさまざまな重金属などの添加物が体内に取り込まれています。戦前の人たちとは比べものにならないくらいの肉食と石油系あるいは鉱物系の化学物質が、私たちの体に入り込んでいます。これらの毒素を解毒し、排毒排泄させていくのには、七号食(断食あるいは半断食)は大きな力になるのですが、その日数にはよく注意しなくてはなりません。

そして、七号食による断食(半断食)からの回復食にはさらなる注意を払う必要があります。七号食による断食(半断食)を定期的に取り入れることによって、日常で満足する食生活が変化してきます。以前はマイナス二号食のように動物性食品を毎食食べないと満足しなかったのが、断食を実践するようになったらマイナス一号食や一号食(動物性食品が少なくなって穀物が増えてくる)で満足するようになっていくのです。

師・大森英桜が遺した半断食

私の兄弟子に國清拡史《くにきよこうじ》という食養指導家がいます。師の大森英桜に若い頃からついて学んできた人で、私も國清先生から大いに学ばせてもらいました。國清は大森の提唱した少食少飲正食療法を半断食として多くの方へ指導してきました。また、同時代には橋本宙八《はしもとちゅうや》氏も半断食指導で多くの実績を残しています。ちなみに、半断食という言葉は一九七〇〜八〇年代に日本CI協会で編集長をしていた故・橋本政憲が作り出した言葉です。

終戦後の一九四八年、大森英桜は桜沢如一の提唱するマクロビオティック(食養)に出合います。病弱であった大森は、自身の病気を食養によって克服し、その経験を生かして食養指導をするようになっていきます。

自身の体験と多くの人への食養指導から、陰陽の体質だけでなく、そこに萎縮体質、肥大体質を加え、さらに偏りの少ない中庸体質を加えた五つの体質論を提唱するようになります。五つの体質論の詳しいことは前著の『自然治癒力を高めるマクロビオティック〈基礎編〉』に収めていますのでご覧ください。

大森英桜も桜沢の提唱した七号食の研究をしていました。さらには昔から続く断食の研究にも没頭していきます。

前述の國清拡史は昔の断食を「水飲みごろ寝断食」と言い、水分だけ摂ってほとんど運動せずにゆっくり休んでいることを特徴としていたのです。

しかし大森は、実際の食養指導の経験から、水分だけ摂って動かずにごろごろ横になっているだけの断食では体質は好転してこないことに気づきます。完全に食を断つ断食ではなく、その人の体質に合った食べ物を少量よく噛んでいただき、体をよく動かして血流をよくすることを大切に考えたのです。

ただし、「水飲みごろ寝断食」などといわれる伝統的な断食にも大きな意味があります。戦前の日本人の多くは百姓であり、重労働の農業を基本に生活を営んできました。体を酷使し、現代人が体をよく動かすどころの運動量ではなかったのです。一説によると、江戸時代の人の一日の平均歩数は五万歩近かったのではないかといわれていますから、その運動量は私たちの想像を超えています。農業も現代のようにトラクターやトラック、耕運機があるわけではありませんから、その労働量たるや大変なものだったでしょう。

私は明治生まれの曾祖母に育てられたからよくわかるのですが、曾祖母は「ちょっとそこまで」と言って、四〜五キロ先の所を平気で往復していました。車や電車が交通の足として当たり前になってしまった私たちとはまったく違う身体感覚であったと想像できるのです。

そんな時代ですから、お米（ご飯）や麦、雑穀を中心に穀物をたくさん食べていたのです。たくさん動いてたくさん食べていたのが、戦前の人たちであったのです。そんな状況下での治療としての断食においては、食を断ち、胃腸を休めることと、水分だけ摂って「ごろごろ寝ている」ことは大きな「骨休め」になっていたと想像できます。

ところが、時代は変わりました。人間の重労働を機械が代わりに行ってくれるようになりました。その代わりに、機械をコントロールするために膨大な情報を脳で処理しなくてはならなくなったのです。もちろん、パソコンに代表される情報処理機械が主に担ってくれるのですが、それでも私たちは、体よりも脳を酷使する社会で生きるようになりました。

現代は脳疲労の時代です。脳は膨大な情報を一所懸命に処理しようとします。さらにさまざまな人間関係に悩まされ、現代人の脳は「ＮＯ」と言っているように私には聞こえるのです。

私たちは、この脳疲労を何で紛らわせようとしているのでしょうか？　多くの場合、食べることで紛らわしているのです。第３章で詳しく述べますが、私たちは自律神経の働きによって生かされています。交感神経と副交感神経という、まさに陰陽の神経が私たちの生活のリズムを作っているのです。

脳疲労というのは交感神経が過度に働きすぎているのです。交感神経が過度になると、その反動で副交感神経が稼働しなくては私たちの体は休息できません。この副交感神経を簡単に稼働させるのが「食べる」という行為なのです。そして、現代は行き過ぎた商業主義の時代が続いています。食においてもまた、「食べ過ぎ」「飲み過ぎ」を奨励するような社会です。

現代は脳疲労から腸疲労を引き起こしていると思うのです。そして、その腸疲労が積み重なって細胞まで疲労しているのです。細胞疲労はガンや糖尿病、うつ病など生活習慣の影響が強く現れます。

大森英桜は終戦直後から高度経済成長、さらにはバブル崩壊から日本経済の低迷期まで、半世紀にわたって現代人の病気をはじめとする諸問題に食養指導を通して対応してきました。その中から、昔ながらの断食ではなく、現代人に合わせた半断食を提唱するようになったのです。

現代の日本人には、穀物一〇〇％の七号食は、内容を工夫し期間を短くしなくては合わないことに、大森は早くから気づいていました。そこで大森は、思い切って穀物一〇〇％ではなく、スープと副食を加えて、極少食という少食少飲療法を実行することにしたのです。そして、脳疲労を起こしている現代人には、脳に上がったエネルギーを腹に落とすために、徹底して運動をすすめるのです。

私が大森英桜に師事するようになったのは一九九六年です。当時の大森の半断食の指導は、基本的には圧力鍋で炊いた玄米ご飯八〇グラム、スープを一杯、副食はご飯の三分の一くらいを目安にしていました。

この極少食の食事をよく噛んでいただくのです。そして、その人の体力に合わせてよく運動をします。特にウォーキングは何時間も歩くことはしばしばでした。これを数日続けるだけで、体は排毒反応を経て爽快になっていくのです。

ところが、このやり方では難しい例が増えてきたのです。二〇〇〇年を過ぎた頃から、このやり方では体質改善がスムーズに進まない例が増えてきました。

詳しくは後述しますが、玄米が合わない人が増えてきたのです。

「噛む」「動く」「温める」

合宿初日に断食についての講義をし、夕方に最初の玄米粥をいただきます。断食とはいえ、和道では皮付きのハトムギを入れた少量の玄米粥を「噛む」ためにいただいています。食養では「噛むは神業」といって、噛むことを何よりも大事にしています。

和道での断食合宿では、よく噛むなどというレベルではなく、徹底して噛むのです。最初の一口を二〇〇回、二口目以降は一〇〇回、徹底して噛みます。お粥を噛むわけですから、なかなか難しい面もあるのですが、驚くことに、何口か噛んでいるうちにすぐに慣れて、普通のご飯を噛むよりもむしろお粥を噛んでいる方が唾液がたくさん出てきます。唾液がたくさん出てくると、何ともいえず気持ちが良くなってきます。唾液が出ると副交感神経が優位になって、体の治す力を高めてくれるのです。

昼食と夕食に少量の玄米粥を噛むわけですが、この時間はある種の瞑想になっています。

軽く盛った一碗の玄米粥を徹底して噛むと三〇〜四〇分はかかります。私は毎回、参加の皆さんと一緒にお粥を噛みながら、皆さんの様子を見ているのです。

ガンの断食療法では、断食がガン細胞へ与える飢餓感が大きなポイントになります。ガン細胞はブドウ糖やたんぱく質、脂質を貪欲にエネルギーにしていきます。進行したガン患者が急激に痩せてくるのは、ガン細胞が血中の糖分だけでなく、体内の筋肉や脂肪をエサにして増殖するからだと考えられています。しかし、食養をはじめとした自然医学では、体内の不要なたんぱく質や脂質がガン化しながら、体の中のゴミとなって、排泄されるのを待っていると考えているのです。

体を一時的に飢餓状態にすると、ガン細胞は兵糧攻めにあって退縮するといわれます。そして、オートファジー（自食細胞）の理論では、飢餓状態になると自食細胞はガン細胞を正常細胞に変化させるともいうのです。

私たちの口の中には数多くの唾液腺があります。舌下腺《ぜっかせん》、顎下腺《がっかせん》、耳下腺《じかせん》は三大唾液腺と言われますが、他にも唾液腺はあり、さらにそれぞれの唾液腺が多数あると言われています。この唾液腺は人によって活性の程度が大きく違うのです。唾液が出やすい人と出にくい人がいます。唾液の出やすい人は口の中がいつも潤っていますが、出にくい人は、いわゆるドライマウスになっていて、これがさまざまな病気の元になっていることが少なくないのです。

唾液腺が目詰まりを起こすと、唾石《だせき》といって、唾液腺にカルシウムが溜まって石をつくってしまうことがあります。口内炎ができやすいのは唾石の前兆現象とも言えます。口内炎は、唾液が少なくなっているよという口からの警告です。むしろ、口内炎を作って唾液腺を活性化しているとも考えられます。口は体の中のオアシスでなくてはなりません。常にうるおっているのが健康のバロメーターです。和道の食養合宿（断食合宿）で徹底して玄米粥を噛むのは、この唾液腺を開放してあげることも大きな目的です。徹底して噛むことで唾液腺の目詰まりが取り除かれるのです。食養合宿に毎月参加される方は、唾液の出が良くなっていることに驚かれます。このことだけでも私たちの健康にとってどれほど大きな働きをしているか計り知れません。

そして、唾液の効用として最も大きなことは、細胞を修復する力があることです。擦り傷や切り傷などのケガをした時、私たちはとっさに傷を舐めます。野生の動物はそれが顕著です。唾液が傷口を修復することを本能的に知っているのでしょう。

外傷だけではありません。唾液がたくさん出れば、自然と飲み込んで体内に吸収されます。唾液の一部にパロチンというホルモンが出ているといわれます。このホルモンが細胞修復に長けているのです。唾液の中にこのホルモンが混ざっていて、体内に再吸収されると、体の中の細胞の傷を修復してくれるのです。

和道の食養合宿で、ガンの方が免疫力を高めているのは、噛むことを合宿の前半で徹底しているからです。ガンだけではありません。リウマチや膠原病《こうげんびょう》、潰瘍性大腸炎などの自己免疫疾患の方も大きな効果をしめしています。うつ病や、糖尿病などの生活習慣病でも、よく噛んで唾液を出すことは特効的な働きがあります。現代の多くの疾病に、よく噛んで唾液腺を開放することは、体質改善のはじめの一歩として大きな意味があると思います。

合宿の中で最初に徹底して噛むことで、唾液の細胞修復力が高まってくると、体に表れるのが排毒反応です。眠い、だるい、身体が凝る、というのは初期反応です。そして、それに続いて、頭痛や胃のムカムカも出てくることがよくあります。排毒反応は瞑眩《めいげん》反応ともいって、体調が良くなる前の毒出し反応であり、調和反応です。体の中で凝り固まっていたものが、断食をすることによって溶け出してくるのではないかと考えています。

この排毒をより効果的に実践するのが、これまで述べてきた「よく噛む」ことです。さらに、「よく動く」「しっかり温める」ことを並行して行うと、排毒がより円滑に進んでいきます。「よく噛む」というのはたくさん食べることではないので、身体にカロリー供給することではありません。唾液を出すために噛むのです。

「よく噛む」「よく動く」「しっかり温める」を合宿前半で徹底して行うことで、排毒を促します。排毒というのは、体に溜まっている毒素が血液に溶け出したり、胃腸の粘膜壁から胃や腸の垢として剝がれ落ちようとしている反応と考えています。ですから、この排毒反応は毒素が体外に排出されないと、症状は落ち着かない、ということなのです。

断食と登山

「断食をすると栄養失調になるから怖い」と思っている人は意外と多いのではないでしょうか。山を登ったことがないのに登山を怖いと思っている人がいるのと同じように、断食という言葉は誰もが知っていても、やったことのある人がほとんどいないので、恐怖を感じてしまうのかもしれません。

山登りは、山を登るだけでなく、下りなくてはなりません。山を下りて家に帰るまでが登山です。小学校の遠足でも、家に帰るまでが遠足だと、校長先生がよく言っていたのを思い出します。

断食はある種の登山と考えた方がいいのです。

私の行っている断食においての上りは、玄米粥を徹底して噛んでいる時のことを言います。先ほど述べたように、「噛む」「動く」「温める」が断食においての上りの行ということになります。「よく噛み」「よく動き」「よく温める」ことによって、体に溜まっていた毒素（老廃物）を血液に溶け出させたり、胃腸の粘膜から代謝させたりするのです。このことを排毒と言っています。

これらの実践で排毒が進むと、症状が出てきます。

だるい、眠い、頭が痛い、胃がムカムカする、身体がこわばる等の症状が一般的です。精神的にも不安定になって、イライラしたりすることも珍しくありません。血液の中に毒素が溶け出しているると食養では考えているのですが、それはこれらの症状が、飲み物や食べ物をいただくことで改善されてくるからなのです。

体に溜まった毒素はしっかり排泄しきらないと体はきれいになりません。血液に溶け出した毒素は、肝臓や腎臓などの浄血に関わる臓器を通って、小便や汗で体外に排泄されます。

私の行っている断食では、排毒を促すのを上りの行《ぎょう》、排泄を促すのを下りの行として考えています。

断食は登山と同じですから、自分の体力に合わせて行うことが大切です。登山初心者がエベレストに登るのは不可能なように、断食初心者が長期間の断食をするのは無謀です。まずは一日行うことです。一日大丈夫であったなら二日、三日と進んで、排毒反応が出てきたら、下っていくのです。

下りの行では、食べ物、飲み物を徐々に入れていきます。くず湯やくず練り、りんごジュース（一〇〇%果汁を水とブレンド）のくず湯やくず練り、野菜スープをよく使っています。暑い夏場には、体質によりますが、フレッシュな生野菜や果物、スムージーを使うこともよくあります。体調によっては薄いみそ汁がよいこともあります。血液や胃腸の粘膜に溶け出してきた毒素を、これらの食べ物、飲み物で中和・解毒してあげるのです。

そして、排毒反応で一番顕著であり、体にとっても一番重要なことは、だるい、眠いという症状が出ることです。これは、体を休めてあげて、という体の声です。

体は立っていたり、座っていたりするよりも、横になっている方がずっと楽です。重力に逆らって血液を上に流すよりも、横に流していた方が、心臓だけでなく多くの臓器にとっても負担がありません。

排毒反応が出てきたら、「寝る」「飲む・食べる」「温める」ことを実践するのがよいと考えています。もちろん、体を動かすことで血流が良くなって排泄を促すこともよくありますが、強い眠気とだるさがある時は、体の声に従った方がいいことが多いのです。

断食においての上りの行と下りの行をイメージしながら取り組むことは大切なことです。上りの断食と下りの回復食が順調であれば、胃腸が調って、体温も上がり、基礎代謝が高まります。太っている人はスリムになり、痩せている人はふっくらしてきます。断食明けは消化吸収力が高まりますから、回復食から食前に筋トレを組み入れると、体はガッチリしてきます。

この断食に定期的に取り組むことは、重篤な病気であればなおさら大きな治療になっていきます。現代の国民病とも言えるガンにおいても、断食を治療として取り組めるのです。

上りの行と下りの行にともにあるポイントが「温める」です。

ガンにおいては「温める」ことは最も重要なことです。オートファジー（自食細胞）の理論では、細胞は飢餓状態になると、自らの毒素細胞を食べて、新しいきれいな細胞に作り替えるといいます。ところが、ガン細胞においては、ガン細胞が自らの細胞を増殖するためにオートファジーを活用することもあるという研究もあります。飢餓によってオートファジーがきれいな細胞を増やす方へ働くのか、ガン細胞が増えてしまう方へ働いてしまうかの分水嶺として「温める」ことが存在するのです。

二十四節気のひとつ、大寒の食養合宿（半断食合宿）に参加された方は、四年前に卵巣ガンが発見されました。すぐに現代医学の標準治療、手術、抗ガン剤治療をし、その直後から食養をはじめました。三年前に、縁あって和道の個別研修に参加されたのです。その時に、私の望診的な判断から塩断ちを実践したのです。三泊四日の塩断ち研修を終えた後に病院で検査をすると、腫瘍マーカーが劇的に減少していたといいます。四年前のガン宣告では余命三年と告知されていたようです。

断食や塩断ちとともに、体を徹底して温めると、ガン細胞の増殖が抑えられると、私の食養指導の経験から感じています。ガンはそもそも熱に弱いのです。さらにガンは体の細胞の中でも大食漢といわれますから、一時的に断食や塩断ちをすることにも大きな意味があります。

同行の士

「よい道づれがいれば、どんな道も遠くない」という格言がドイツにはあるようです。

和道では個別の指導も対応していますが、合宿を通して、志を同じくする人たちと一緒に断食することに大きな意味があると感じます。

前述の卵巣ガンの人も、ガンは相当に進行していたのですが、家族や友人、そして合宿で一緒になった同行の人たちと励まし合いながら日々の食養を実践し、時に断食や塩断ちを行うことで、一歩一歩、歩んでいけるのです。

たった数日の断食合宿で末期ガンでのリンパ浮腫が劇的に改善された方がいます。その方も断食の仲間や私たちとの共同生活が精神的な癒しに繋がり、免疫力を高めるのにどれほど大きな働きをしたかしれないと述懐されていました。

前著の『自然治癒力を高めるマクロビオティック〈基礎編〉』でも紹介していますが、『がんが自然に治る生き方』(プレジデント社)という本があります。

著者のケリー・ターナーさんは腫瘍内科学の研究者で、ハーバード大学時代に統合医療に興味を持ったといいます。その後、博士論文のための研究で、ガンが劇的に寛解した一〇〇〇件以上の症例報告論文を分析したというのです。

その本では、自然治癒力を引き出した九つの実践項目が章立てになっています。

①抜本的に食事を変える
②治療法は自分で決める
③直感に従う
④ハーブとサプリメントの力を借りる
⑤抑圧された感情を解き放つ
⑥より前向きに生きる
⑦周囲の人の支えを受け入れる
⑧自分の魂と深くつながる
⑨「どうしても生きたい理由」をもつ

この九項目に順位はないといいます。人によって重点の置き方が異なるものの、劇的寛解の経験者はほぼ全員、程度の差はあれ九項目ほぼすべてを実践していたというのです。

私が指導した末期ガンから生還した人たちにも共通していて、驚くとともに納得したのです。そして、自然寛解した事例が論文になっているだけでも世界に一〇〇〇件以上あるということは、論文になっているのはごく一部のようですから、「自然に治った人たち」が相当数いることを証明していると言っていいでしょう。

治った人たちの多くが、抜本的に食事を変える中で断食を経験していると、ケリー・ターナーさんも著書の中で報告しています。断食は最大の解毒方法であるともあります。ガンという毒素の塊を排毒・排泄させるのに、断食は最も大きな力となっているのです。ガンを発生させない食事とともに、定期的な断食が体に溜まった毒素を排泄してくれるのです。

そして、九つの実践項目の中に「周囲の人の支えを受け入れる」とあります。

私も多くのガン患者さんと接していて感じるのは、周囲の人が支えてくれるような、そんな取り組みをしている人たちが、末期のガンと宣告されても乗り越えて生きているということです。

人は一人では生きていけません。一人で生きていけると錯覚させてしまった社会は依然としてあるのですが、自然を見れば命は一人では存在しえないのです。

世の中の苦のうちで最も辛いことは「閑《かん》に堪える」ことだといわれています。人は孤独であることがもっとも辛いことであるというのです。自分自身、多くの人と接していても、閑に堪える辛さは想像できます。

合宿を通して志を同じくする人たちと一緒に歩むことは、何よりの力になっているのです。合宿に参加した多くの人が、同志に励まされ、断食という登山を無事に上り、下り終えているのです。

第2章 断食は治療になるか

体のメカニズムを医学や生理学で追究することは、
大きな意味があります。
しかし、メカニック（機械）的思考では、
命の本質を見誤る危険が大きいのです。
断食と食養によって病気を克服された方々を見ていると、
心身の調和が成された結果として病が癒えたことがわかります。

子宝と断食

不妊の改善が目的で断食に来られる方は少なくありません。私たち夫婦に六人の子がいるというのも、不妊改善で来られる方々の気持ちを後押ししている面が多分にあるようです。さらに、私の指導経験から、断食が不妊を改善するのに大きな力を発揮していることを伝えているうちに、口コミで広がっていったところが大きいようです。

自然妊娠の可能性が極めて低かった人が、自然に妊娠し、出産した例を紹介します。母になった彼女が、子宝に恵まれるまでの物語を書いてくれました。

――クリスマスの朝、自宅のトイレでどれくらいの時間を過ごしたでしょう。このお腹にもう一つの命がいることがすぐには実感できず、言葉にならない感動が身体中に流れました。この日から約一カ月前、三度目の和道での半断食が、確実に私の人生を変えたのです。

暴飲暴食の食生活を送っていた二〇代前半の頃、左の卵巣膿腫は大人のこぶし程まで大きくなり、やむなく開腹手術で摘出しました。しかし数年経った頃にまた婦人科で、今度は子宮筋腫がみつかります。

その後、マクロビオティックを勉強中だった母直伝の食生活を約一年続け、驚くことに子宮筋腫は消え、婦人科医が目を丸くしました。そこで気が大きくなり、懲りずに暴飲暴食生活へ戻ってしまった私は、身長一六三センチに対し六四キロの体重。生理はいつも重く、婦人科系の病は自分にはもう一生のことだと諦めていました。年齢が三〇歳を超えた頃、母から磯貝先生の「半断食」の存在を知り、「これに行ったら、人生が変わるよ！」と言われた一言を覚えています。

一度目は、半断食では最短の二泊三日で参加しました。驚いたのは、帰りの高崎駅で、飲食店からただようだし汁の香りから、ほのかに化学薬品のような匂いを感じたことです。気づけば、来る時に当たり前だったまぶたの重さは全くなく、駅内の音は耳の奥までまっすぐ入ってくるような、五感すべてが研ぎ澄まされている感覚でした。家に着いてからもずっと気分がいい私を見て、一緒に住んでいた彼（今の夫）が「こんなに機嫌がいいなら定期的に行ったらいいんじゃな～い」とジョーク混じりの皮肉を言ったほどです。

都会でたくさんのストレスを受け、またドロドロになった血液を浄化しに体が帰る場所が私の中で「和道」になっていました。磯貝先生も奥様のゆかりさんも、まるでずっと親戚だったような温かい雰囲気で迎えてくださるのもそのせいかもしれません。

私は三〇代後半になって結婚し三八歳で自然妊娠しましたが、赤ちゃんは八週目から育たず、流産を経験しました。病院での説明は、ボールのように大きな子宮筋腫が七つもあることが原因であり、今後は年齢的にも自然妊娠は難しい。妊娠してもまた流産する、現在の年齢の卵子をとっておいて、一度手術して子宮筋腫をとって、体外受精をして……というものでした。

私は話を遮り、「もういいです」と告げ帰宅しました。

自然に妊娠して、自然にお母さんになる。お母さんになれないなら、それが自然な事、と夫婦で考えは決まっていました。ですが、夫はひとこと、

「群馬のマクロビの先生のところへ行ってきなよ」と。

私の夫はマクロビオティックのことは詳しくわからないけれど、体にいい食材や調味料を頼むとすぐに揃えてくれたり、自分も調べたり、とても協力的な人です。私が冷蔵庫に野菜や大豆しか入れなくなってから二人の関係は本当に穏やかで、とにかく喧嘩が減ったように感じます。一番私を見ている彼の後押しと、悲しい気持ちも含め何かが前に進めるような気がして、行くことを決意しました。

三度目の半断食は一一月初めの寒い日で、初めての最長コース五泊六日に心が高ぶっていました。初めの数日は参加者が少ないので、大勢の前ではなかなか聞きにくいことも、自然がいっぱいの中ウォーキングをしながら先生やゆかりさんに伺えます。この時は好転反応で特に強い

頭痛が出ました。食べるもの飲むもの、体温など私個人を見て驚くようなアドバイスをたくさん頂き、またも上機嫌で帰宅しました。

驚くことにわずか一カ月後、思いがけないクリスマスの朝を迎えることになったのです。妊娠が判明したのです。


翌年の八月には三三二二グラムの元気な女の子が産まれました。出産した翌日、院長先生に「あなた、あんなに大きな筋腫がいっぱいあって、この年齢でよく妊娠したわね。どんなことしたの？」と聞かれ、とにかく足腰をあたためたことや、普段から肉食を控え、半断食をしたというような回答をしました。数多くの妊娠出産に携わってきたスペシャリストも目を見張るできごとなのかと、またも自分に起きた奇跡に感謝しました。

自分の体に目を向けず蔑《ないがし》ろにしたにもかかわらず、私を取り巻く多くの協力者がいてくれたからこそ、今、私はお母さんでいられるのです。彼女（子ども）が何を食べどう生きていくかという未来が本当に楽しみです。磯貝先生は、決してこれは良くないとかダメだとかという物言いはされず、こちらの方がいいですよ、と言ってくださいます。私はそこにいつも大きな愛を感じ、我が子にもそのように言って聞かせられるよう、子育てを全力で楽しんでいこうと決めています。この奇跡が、同じような想いの方々にも届きますよう心から願っています。

遺伝子を活性化させる危機感

断食と食養で不妊を克服することは難しいことではありません。

病状の進んだ、いわゆる末期ガンの人が病気を克服することは、私の食養指導の経験でもなかなか大変なことですが、不妊に関しては多くの人が子宝に恵まれているのは事実です。前述の彼女も、今は母になり、充実した母親業にいそしんでいます。

では、なぜ断食が妊娠の大きな力になっているのかを考えてみましょう。前著の『基礎編』でも解説しています。

北海道で自然農法を実践する友人がいます。友人の家では老羊を雄雌一頭ずつ飼っていたのですが、ある年の初夏、雄の羊の毛刈りをしている時に、誤って睾丸の皮膚を切ってしまったというのです。そうしたら、次の年の春に、驚くことに老羊の夫婦から子どもが生まれたのです。

この話を聞いて、私は生命の危機感こそが生命力を高めると確信しました。不妊の男女が断食や半断食を通して子どもを授かることは珍しくありません。食を断つことは生命の危機の最たるものです。

前章でも述べましたが、戦時中には、戦闘地帯から一時帰った夫を待って子を宿した婦人は、排卵の時でなくても排卵を調整したり、子宮の中で精子を長時間保存して子を授かったといわれます。

スウェーデンのカロリンスカ研究所で世界で最初に生まれたクローン羊のドリーは、羊の乳腺細胞から生まれたといわれます。羊の乳腺細胞が断食状態になった時にはじめて全能性が出てきたというのです。

腎臓ガンの五〇代の女性が和道の半断食合宿に参加された時のことです。断食しながら体をよく動かすことが、合宿の前半、登山でいえば上りにおいては重要なことです。参加者の皆さんと一緒にウォーキングしていた時、腎臓ガンの女性が急に倒れてしまったのです。断食とウォーキングによって彼女の体は危機的状況に陥ってしまったのでしょう。

私はすぐさま道場に戻って車をとってきて、彼女を乗せて連れて戻りました。車から一人で歩いて降りられず、毛布に彼女を寝かせて、参加者の皆さんに手伝ってもらい、道場に運んだのです。布団に寝かせて、生姜シップでお腹を温めると意識が戻ってきました。りんごジュース入りのくず湯と椎茸スープを飲み比べたら、椎茸スープの方が美味しいといいます、椎茸スープを飲めるだけ飲んで、生姜シップをしているうちに眠りについたのです。

彼女は午前中のウォーキング時に倒れてから、その日は一日布団で横になっていました。

次の日になると、彼女は驚くほど体が軽くなり、昨日の状態がウソのように消えて、もの凄く爽快だと言いました。もう四年も前のことになるのですが、腎臓ガンの進行もなくなって、体調良く生活しているといいます。

一万人近い人たちの食養指導をしてきて気づいたことですが、日々食養を実践する人でも、時に断食や塩断ちを実践する人とそうでない人とでは、時々でも断食や塩断ちを実践する人の方が圧倒的に病気に罹りにくいのです。日常の食生活で自然な食をいただくことはとても大切で意味のあることです。そして年に何度か、場合によっては年に一度でも断食や塩断ちを通して体に危機感を与えることで、生命力が活性化しているのではないかと感じています。

危機感は生命力を高める最も大きな要素と言ってもよいのではないでしょうか。危機感の中でも食を絶たれることは最大のものではないかと思います。しかし、どんなことでも「過ぎたるは猶及ばざるが如し」で、過剰な危機感は人をパニックに陥らせたり、ショックによって瞬間的に絶命させることさえあります。ほどほどの危機感というものも難しいのですが、ひとつには自然な生活と食が、いざという時の危機にそなえる日常の大事な生き方ではないかと思います。

日々、ほどほどの危機感にさらされて生きることによって、危急的対応が必要な時にパッと切り替えることができるのです。子どもが水遊びや火遊びが好きなのは、生命力を高めようとする本能の働きに他なりません。自然に触れることで危機感を含めた感性を高めているのです。

危機感と似て非なるものとして、恐怖感や不安感があります。危機感は前向きな気を含みますが、恐怖感や不安感にはそこはかとなく後ろ向きな気が感じられるのは私だけではないと思います。とはいえ、恐怖感や不安感も人間の大事な感情のひとつですから、まったく葬りさるわけにはいきません。

ネガティブな想いや考えは、人間のブレーキ役となっているわけですから、とても大切なものなのです。日頃の生活が自然に近いものであればあるほど、食が絶たれても、飢えをしのいでしなやかに生きていけるものです。ポジティブシンキング（プラス思考）は決してネガティブな思考を押さえつけるものではありません。ネガティブの中にこそ光があると言ってもよいでしょう。断食の中にこそ幸福があるという体験をすると、そのことがよくわかるのです。

自己免疫疾患を静める断食と食養

現代病の大きな特徴になっているのが自己免疫疾患です。膠原病、関節リウマチ、潰瘍性大腸炎、クローン病、多発性硬化症、一型糖尿病、バセドウ病、橋本病、重症筋無力症など現代では二〇〇種類以上の病気が自己免疫疾患といわれています。

自分自身の細胞が自分自身の細胞を攻撃してしまうのが自己免疫疾患の特徴だといわれます。体の中で細胞同士の争いが起こっているのですから、いわゆる内乱状態です。自分の細胞なのに自分として受け入れていないのが自己免疫疾患です。

陰陽の目で見ると、陰と陽は結び合うが、陽と陽は反発します。陰と陰は、結び合うこともないが、その穏やかな性質ゆえに反発もしないのです。しかし、陽と陽になると、その荒々しい性質ゆえに反発も強いのです。

実際に自己免疫疾患の方を望診して食養指導をさせていただくと、陽性タイプの人がほとんどです。

関節リウマチの改善のため二カ月に一度のペースで半断食合宿に参加された方を紹介します。東京にお住まいの五〇代の女性です。この方は、ある日突然、手足にこわばりと痛みを感じるようになり、それまでできていた家事が急にできなくなってきたと言うのです。

病院での診察は、関節リウマチを示唆する炎症反応が正常値をはるかに超えていたと言います。数カ月間、自分の病名が受け入れられずに、悶々と日々を過ごしていたそうです。そんな中、以前から知り合いであった私に連絡があったのです。

最初に連絡があってから一カ月も経たないうちに、彼女は和道の半断食に参加されました。車で家族に連れられて和道に来られたのですが、玄関に上がる数段の階段さえ、足を上げることができず、家族に抱えられてきたのです。

手の痛みもひどく、水道の蛇口さえ回すのが困難です。和道では基本的に畳での生活になりますが、彼女は一度畳の上に座ってしまうと立ち上がることができないため、椅子に座っていました。この状態から改善へ導くのは至難の業と思われるかもしれません。しかし、半断食合宿を通して体にしっかり目を向けると、一日一日、ちょっとした体の変化を感じることができるのです。

彼女も、半断食合宿二日目に、翌日よりも足の運びが軽くなったことに驚いたといいます。合宿に来る前は日に日に体がこわばり痛みが増していたのが、食を断ち、体を温めることで、たった一日でほんの少しですが、体がよい方に変化したことがどれほどうれしかったことでしょう。

関節リウマチに限ったことではありませんが、食養と断食による体質改善は、こういった小さい一歩の積み重ねだと思います。もちろんその小さな一歩の中には、排毒反応で一時的に症状が辛くなることも少なくありません。

前章で述べたように、断食で大切なことは「噛む」「動く」「温める」です。リウマチの彼女は「噛む」「温める」ことはできたのですが、当初は「動く」ことがほとんどできなかったのです。それでも「噛む」「温める」ことを続けていくことで、少しずつ「動く」ことができるようになってきました。

半断食合宿では多くの場合、三日目に排毒反応が出ることがしばしばです。彼女も三日目にだるくなったり、体がこわばったり、時に頭痛が出たり、排毒反応を経験しました。何度も説明していますが、食養では、体に溜まっている毒素が血液に流れ出すことを排毒反応と考えています。半断食合宿での典型的な体の変化は、「噛む」「動く」「温める」ことによって、胃腸をはじめとした臓器が活性化することで、最初は体が軽くなります。持病があってもなくても体は軽くなります。

次に、半断食ではほとんど食べないので、体は自分の細胞からエネルギー化しようとします。普段、普通に食事をしている時は、私たちは食事からエネルギーを得ているわけですが、断食をすると自分自身の細胞をエネルギーに変えるのです。この時に、私たちは自分の体にとって不要な細胞からエネルギーに変えます。この不要な細胞がエネルギーに変わっている時に、私たちは排毒反応としてさまざまな不調を感じるのです。

排毒反応は体に眠っていた毒素を抱えた細胞が血液に流れ出したり、体のエネルギーとして活性化したと考えています。ですから、それらを中和して体の中の臓器が分解解毒するのを後押ししてあげればいいのです。それが食養の手当て法になります。半断食の時は、排毒反応を促す手当て法に外用として生姜シップを主に使い、内用としてくず湯や椎茸スープ、第一大根湯、梅生番茶などを用いるのです。

排毒反応の手当てと対処

排毒反応は、体に溜まった毒素が体外に排泄される時に起こる体の諸症状を言います。熱が出るのは体にとって不要な熱が体外へ放出されることですから、発熱そのものも排毒反応です。

では風邪の時の発熱と半断食中に起こる発熱は何が違うのでしょうか。

風邪の発熱はカロリーを摂りすぎていた時に起こることが多いのですが、たとえて言うならコップの水があふれ出している状態です。一方で半断食の時の発熱は、自ら食を断って体の中の不要なものを排泄しようとしているのですから、コップの中の水を自ら汲み出して捨てているようなものです。

風邪の場合は数日寝込むことが珍しくないですが、半断食の時の排毒反応は適切に手当てをするとだいたい半日もすればスッキリして元気になってくるのです。

排毒反応の時、目安になるのが、症状を陰陽で観ることです。

【陰性の排毒反応】

全身のだるさ、上半身のだるさ、昼夜問わずの眠気、思考の停滞と無気力、頭痛（眉間のあたりのみ）、涙、鼻水、よだれ、全身の冷え

【陽性の排毒反応】

下半身のだるさ、昼間の眠気と夜の不眠、ほてり、首・肩・背中のコリ、関節の痛み、しびれ、発熱、頭痛（側頭部、後頭部、頭頂部など）、焦り、イライラ感

陰性排毒には陽性の飲み物や食べ物、陽性排毒には陰性の飲み物や食べ物が基本になります。

排毒反応時は体をよく動かすことも大切ですが、心身全般を見て、ゆっくりと休みが必要な場合もあります。逆に体を休めたいと感じていても、しっかり動いたら排毒反応が消えて楽になること

も少なくありません。排毒反応（症状）の時、動いたらよいか、休んだらよいかの判断は、顔の艶からうかがい知ることができますが、自分自身での判断は、それらの経験を積んで感覚として理解することがとても大切です。

排毒またはその人の状態によっては、無理に半断食や断食を継続するのではなく、十分な量の食事をした方がよい場合もあります。前述したように、断食は登山と同じですから、自分の体力、気力、経験に応じて内容を変えていくことが大切なのです。

「果報は寝て待て」と言います。試験の結果などをハラハラドキドキしながら指をくわえて待っている、さらにはそれが高じて気を患って待っているよりも、寝て待っていたほうが体にも心にもよい、という諺です。ひるがえって、私たちの生命の秩序を表現した言葉でもあるとも思います。

病気を患えば、早く回復したいと願う気持ちは誰にもあります。回復したいという気持ちがなくては元も子もないわけですが、早く早くという焦りは禁物です。

一般的にはちょっとした風邪程度でも病院に行ってクスリを処方してもらい飲んでしまう人が少なくありません。一刻も早く風邪の症状から逃れたい、ひどくなりたくないという気持ちがそうさせ、社会全体もそれらをよしとしているのです。しかし本来、病は治る時がこなければ治らないし、治る状態にならなければ治らないのです。風邪ひとつとってみても、体の掃除がひと段落しなければ症状は治まらないのです。症状だけ消したところで掃除が済んでいなければ治ったということにはなりません。せっかく風邪という有り難い反応で体の毒素を体外へ排出しようと、細胞や組織に蓄積した毒素を血液に溶け出させて発熱、痰、咳などの症状を出させてくれているのに、西洋医学のクスリは毒素を細胞や組織に戻して排毒をストップさせてしまうのです。結果、汚れた体をきれいにするという大きな問題（排毒）を先送りしているに過ぎないのです。

「果報は寝て待て」と同じように、「排毒（症状）も寝て待て」というのが生命の秩序ではないかと思うのです。もちろん食っては寝て、腹いっぱいにして寝ることではありません。排毒の時は自然と食欲が減退しますから、少食にして、食養的な手当て・自然療法を適切に施して寝て待つということが肝心ではないかと思います。排毒症状の緩和は「待つ」ことが重要なのです。

和道の半断食に参加されて、排毒反応を経験された方の体験談を紹介します。

――「和道」での合宿は昨年一月に受講して以来一年ぶりになります。前回もきっかけは自分の病気（膵臓内腫瘍）ですが、自発的にではなく、家内に背中を強く押されての参加でした。今回は、一年間食養を続けてきた結果を知りたいことと、病気が磯貝先生の望診でどのように捉えられているかも知りたかったので、姉の参加もあり、ほぼ自発的に参加することにしました。二回目ということもあり、内容にとまどいも不安もありませんでした。同じ日程で同じような反応が出るだろうと考えていましたが、全く違うことがわかりました。

毎朝の体調チェックが重要で、先生は微妙な変化をしっかり捉えていらっしゃるなと感じました。前回は四日目まで玄米粥を通して、朝風呂で立ちくらみを覚えましたが、今回は三日目の朝風呂の後、軽度の吐き気が生じて不安になりました。しかし、先生から少し頑張って動けるようなら続けて日課を行ってみてください、と言われていたので、強行してみたところ、気分も体調も順調に回復して、玄米粥もおいしくいただくことができました。

散歩は少々足にダルさと痺れを感じてはいましたが、若い参加者と同行できたことでその気をいただけたのか、すべて完歩することができました。歩きながら磯貝先生や他の方たちと会話を楽しむこともすごくストレス発散になりました。

体の深部を温める温熱療法は健康維持には不可欠で、和道では生姜シップと足湯と半身浴（あるいは全身浴）で体温の底上げができました。

また、違いを感じたのは瞑想です。約一五分前後するとの事でしたが、前回は雑念が多く、比較的苦しい時間でしたが、今回は長くも短くも感ぜず、比較的心地よい時間でした。この違いは身体が前回に比べ中庸に近い状態になっていたのかなと感じます。

排毒反応も早めに出て、そのゆさぶりも小さく、手ごたえを感じました。体が良い方に動き、心と魂に通ずる中庸を獲得したいと思います。

瞑想のテーマとして与えていただいた小学生時代の母への感謝では、忘れていたことをたくさん思い出しました。どんな事があろうといつも私の為に全力で支え、やさしく包み込んでくれた母の愛をしっかり感じ取ることができました。さらに深く、胎内記憶まで行きたかったのですが、愛だけ感じているうちに心地よく軽い睡眠状態になってしまったようでした。

磯貝先生、奥様、お父様、お子様たち、一緒の参加の皆様に心から感謝申し上げます。ありがとうございました。食箋を実践してまた帰って来ようと思います。（埼玉県在住、50代男性）

二〇一六年の一一月に膵臓ガンで相談に来られ、その後の食養と時々の断食（塩断ちも含め）で養生してきたのです。その結果、二〇二〇年の春にはガン検査でも腫瘍が消え、難しいといわれる膵臓ガンを克服されたのです。

後に詳しく述べますが、ガンを克服される方は食養の着実な実践があります。この方も家族とともにコツコツと実践された賜物ではないかと思うのです。

継続は力なり

「私の病気はどれくらいで良くなりますか？」という質問をよく受けます。

多くの病気の方と接し、病が癒えていった方、癒えていかなかった方を見ていてわかったことですが、この想いから抜け出せるかどうかが重要だと感じるのです。

この言葉は食養を始めたての頃は多くの人が持つ心のありようです。骨折などは全治何カ月というおおよその経験則があります。食養による改善も病気別のおおよその経験則は確かにあります。しかし、どれくらいで良くなるかは体質や体調によりさまざまで、特に気持ちの持ちようによってかなりの差があるのです。

「どれくらいで良くなるか」を考えるよりも、今の症状に対してできることをコツコツ積み重ねていくことがとても大切だと思います。

前出の関節リウマチの彼女も、最初の頃は盛んに「どれくらいで良くなるでしょうか？」と私に尋ねてきました。特に合宿中に出てくる排毒反応の時には症状が悪化したように感じますから、不安になります。そんな時には「本当にこのやり方で良くなるのだろうか？」と半信半疑になることも理解できます。それでも、食養という自然な治療法で体に向き合い、症状を改善してきたことは本当に素晴らしいことです。

根気よく歩みを続けていくと、振り返れば大きな一歩になって、数カ月という短期間で関節リウマチが良くなっていったのです。この時に大きな支えとなったのが、家族や同志の存在です。継続は力なりといわれますが、家族や同志の存在は食養の継続においてもものすごく大きな存在なのです。

前出の関節リウマチの方も家族の支えがあり、また同じ関節リウマチの改善で和道に通う同士の存在がありました。私も先生という立場よりも、同行の士という方が適しているかもしれません。

和道に通うもう一人の関節リウマチの方が、半断食合宿後に書いてくれた感想を紹介します。


――早々の排毒反応で、がんばって食べよう（噛もう）と思っても食べること（噛むこと）ができなかったのですが、睡眠と朝の飲み物で回復できたのはよい経験でした。

今回四回目の半断食で、断食を繰り返すことで排毒しやすい体になっているのを実感し、持病（リウマチ）が改善しているのを体感しています。

同じ病気の方と初めて話をする機会に恵まれ、共感できる部分が多かっただけでなく、自分の病気が少しずつでも改善していたことに気づき、今後の生活の励みになりました。

悩みが多く、イライラすることが多い状態で参加したのですが、和やかな雰囲気でリラックスでき、精神的にスッキリ、リフレッシュしました。排毒と排泄が成されると、固執していた想いや感情を話すことができ、結果的にネガティブな想いを放すことができた体験は貴重でした。

元気に暮らせそうな気がしています。六日間どうもありがとうございました。


（東京都在住、50代女性）

継続した断食が少しずつ、そして着実に体を変えていきます。断食の内容は同じように始めても排毒反応はその時々で違っていることが多いのです。排毒反応で出てくる毒素が毎回違っているのだろうと想像できるのです。この経験を積み重ねていくことで、体がきれいになって結果として症状が改善していくのです。

食養を始めて間もない頃は、治るまでの期間が気になるものです。それが、少しずつ治っていっている自分を体感するようになると、食養実践に自信がつき、この方向でよいという想いになると、どれくらいで治るのだろうかという不安が払拭されていきます。

また「私の病気はどれくらいで良くなりますか？」という質問以上に、「どれくらいしたら、肉や卵や乳製品、白砂糖などの甘いものを食べても大丈夫ですか？」という質問を多く受けます。

それに対して私は「食べたくなくなったら、どれだけ食べても問題ないですよ」と答えています。肉や卵や乳製品、白砂糖などの甘みの強いものは、結局、それらの食べもので造られた細胞が体に多分にあるので、類は友を呼ぶように、それらを欲するのです。病気が改善されるとこのような想いを抱かなくなるのです。

半断食合宿期間中、私は毎日皆さんの体調を確認しています。その中で、その時に「食べたいもの」「飲みたいもの」も確認しているのです。すると、食養を実践していない人や実践の期間が短い人は、季節や体調にもよりますが、ビール、ステーキ、カレーライス、唐揚げ、ケーキなど一般的な美食の類のものが、特に断食の前半ではよく出てくるのです。

しかし、断食が進んでくると、ビールやステーキなどの欲求が消えて、ご飯やみそ汁といった和食の基本的なものが出てくるようになってきます。

ある男性の参加者で夏の半断食合宿期間中、ずっとビールが飲みたかったのだけど、合宿が終わって家に帰ってビールを飲んだら、思いのほかおいしくなく、驚いたと言います。普段は暑い夏なら缶ビール一本は軽く飲んでしまうのに、その日は一本飲めなかったというのです。たった数日の断食で味覚がこれほど変わるものかと驚愕したというのです。

ビールをおいしく飲めることは悪いことではありません。むしろ、ビールがおいしく飲めるのは健康的なことです。同様にステーキ、カレーライスもおいしく食べられることは健康的なことです。しかし、これらを飲まなくてはいられない、食べなくてはいられない、というのは、ある意味の中毒であって、健康とは言えないのです。

無限を求める欲とは

「陰陽の奴隷になっている人は多いと思います。」

桜沢如一の最後の弟子の一人であった勝又靖彦《かつまたやすひこ》（一九四〇〜二〇一七）は、『〝陰陽の考え方〟を身につけて直観力を高める』（キラジェンヌ）の中でそう言います。

ビール、ステーキ、カレーライス、唐揚げ、ケーキなどを欲して、食べないといられない、というのも食の執着です。一方、ビールやステーキなどを飲食してはいけない、というのも逆の意味での執着ということになります。

断食というのは、「食べないといられない」「食べてはいけない」という執着心を薄くしてくれると感じています。

勝又先生は著書の中でこう続けます。

「陰陽が分かると、自由になれます。（中略）全体的な視点です。それが見えてくると、ひとつの取引がダメになっても心配しなくなります。必ず世の中は陰陽でできていますから。必ず別の方から新しい取引が出てくることを何度も経験すると、それは疑うことすらなくなるくらい明らかになってきます。そうすると、ある人ともめていたとしても、そこで相手に勝つ必要もない。次はいい事があるわけですからね。一人の女の子にアタックして、どうしても振り向いてもらえないときでも、『確かにそうだな。俺にも至らない点があるな、申し訳ないことをしてしまったなぁ』と思っていると、もっと素晴らしい女性と出逢えます。それが世の中のメカニズムですから。世の中に悪いものなんて何もない。全部自分を育ててくれるありがたい機会なので、それを桜沢は『難あり、ありがたし』ということばで表現しているんですよね。」

断食というのは短期間で陰陽を体感するものすごく大きな行いではないかと思うのです。陰陽を孕んだ中庸を体感する行《ぎょう》といった方がいいのかもしれません。

執着心は生きている限り何らかの形で誰しも持っています。執着心は物欲のひとつの表れでもあります。執着心を消したい、なくしたい、と思っても、そう簡単に消えてなくなるものではありません。

人間は欲が多くなると忙しくなるようです。

あれもやりたい、これもやりたい、あれも欲しい、これも欲しい。やりたいことや欲しいものが次から次へと出てきて、出てきたものを全部つかみ取ろうとすると、人は忙しくなります。忙しい、忙しない、という字は、「心を亡くす」と書くように、際限のない欲は、心を失ってしまいます。

車のアクセルやブレーキに「アソビ」があるように、私たちの心にも「アソビ」がなくては人生をうまく進めないのではないでしょうか。アソビのないアクセルとブレーキの車は、急発進と急ブレーキを繰り返してまともに運転することができません。私たちも同様、心と体にアソビがなければ、うまく生きていくことができないと思うのです。

人間の欲というものは、自分の内側に抱え込もうとするエネルギーだから、陰陽でみると陽性です。陽性が強くなればなるほど欲張りになり、自分の内側にばかり目が行って、周りのことが見えなくなってしまいます。

現代の人間の欲には際限がないように見えます。科学技術は人間の欲によってつき動かされています。

ところが人間には自然そのままの体があります。どんなに欲望の強い人であっても、地球上で永遠に生きていられません。自然は人間を一〇〇年前後であの世に送り、この世が人間で溢れかえらないようにしてくれています。

人間の欲は部分的に見ると際限ないように見えても、その実は限りある儚《はかな》いものです。和田重正《わだしげまさ》（一九〇七〜一九九三）は、人間の欲は、歩みを進めると無欲になりたいという欲が出てくる、と言いました。人間の欲は、無欲なるものに行きつくから、人間はそのものが欲であると言ったのです。大森英桜も「無欲は欲が無いのではない、無限を求める欲をいう」と言ったのです。

私たちは自分の欲の質を高めることに力を注ぐことが潔い生き方ではないかと思うのです。自分だけが得をしようという欲は、周りの人が喜ばない。自分も周りの人も、みんなが元気になって喜ぶような、そんな欲ならば、どんなに大きくても際限のないものでもいいと思うのです。

欲はその質によって、多くの人から喜ばれたり、嫌がられたり、疎まれたり、羨ましがられたり、いろいろです。どうせ欲をかくならば、たくさんの人から喜ばれるような、そんな欲をかきたいと思うのです。そういう欲をかける心と体でありたいと思うのです。

人間の欲というものは、汗と一緒ではないかと思います。汗は身体から出てきますが、欲は心から出てきます。いい汗をかける人間は、いい欲をかける人間でもあると思うのです。いい汗をかこうと、食と生活に目を向けて日々精進していれば、欲も質が高まってくると感じるのです。そういう意味において、断食とはいい汗をかける体をつくり、いい欲をかける心をつくるものであると深く感じるのです。

短期間で劇的な改善

「和道」での寝食を共にした食養指導の中では、数日あるいは数週間という短期間で劇的な改善をした例がいくつかあります。その事例のいくつかを紹介します。

まずは糖尿病が進行し、脊柱管狭窄症《せきちゅうかんきょうさくしょう》も併発し、歩くことがままならなかった方の合宿時の感想をお読みください。

――糖尿病と脊柱管狭窄症の進行から足の運びが悪くなり、糖尿病の薬を服用しているのでその影響もあるのかと思い、手術を考えていた時、妻が知人に相談したところ、磯貝先生の主宰するマクロビオティック和道を紹介された。日常生活に不安や支障を感じる中、とにかく一度は経験してみようと半断食合宿への参加を決意した。二泊三日と短い期間であったが、足の甲の腫れや浮腫《むくみ》が軽くなったのには驚いた。さらに最終日の朝の散歩では足の運びが良くなり、短時間でここまで良くなるのかと驚愕した。排毒がなされ、半断食に参加して本当に良かった。これを機会にマクロビオティックに努力し、月に一度は自宅で半断食を実施してみようと思う。三日間ご指導いただき心よりありがとうございました。

（山梨県在住、70代男性）

脊柱管狭窄症は陰陽で見ると陽性と考えられます。陽性な力によって脊柱管が圧縮（狭窄）されていると考えるのです。この圧縮された陽性な力を、陰性なゆるめる働きによって広げてあげたらいいのです。半断食とはいえ、後半の回復食で上手に陰性な食材を使ってゆるめてあげるとほんの数日でも痛みが軽減され、足の運びが良くなります。

この方には回復食に生姜や胡椒、カレー粉などの陰性の強い香辛料などを使いました。じゃがいも、豆腐などもゆるめる働きの強い陰性な食材です。この時は五月の温かい時期で、夏野菜が出始めていましたので、きゅうりやトマトなどの夏野菜という陰性な食材も狭窄された脊柱管をゆるめるのに大いに役立ったのでしょう。塩断ちといって、一切の塩分を抜くというやり方も、この方には良かったと思うのです。塩、みそ、しょうゆ、など一切の塩分を摂らない食事療法を塩断ちといいます。

脊柱管狭窄症は短期間に良くなるものですが、糖尿病の改善はもう少し時間のかかるものです。この方の糖尿病が、その後改善したかどうかは不明なのですが、良くなっていることを祈るばかりです。

もう一人、痛風で足が腫れ、歩くことができなくなってしまった方の改善例を紹介します。和道のある同じ群馬県内の六〇代の男性です。

痛風は、体内の尿酸値が高くなるため、体が老廃物を処理しきれなくなり、特に足の末端の関節に毒素が溜まるのです。患部に風が当たっても痛むくらい痛いことから、痛風と名がついたといわれます。

その方は、クスリでは痛みがコントロールできなくなり、むしろクスリの副作用の方が際立ってきたために、自然療法で治したいという気持ちが大きくなってきたというのです。

和道に来られる時も、足が腫れあがっているために、片足だけ大きなサンダルを履いて、痛みが出ていないもう一方の足は、普通の靴を履いているのです。

尿酸値があまりに高い値になってしまったのは、一般的にいわれる美食が過ぎたからでしょう。肉、卵、乳製品、油っこい揚げ物は毎日欠かさず食べていたといいます、白砂糖を使ったお菓子や季節を外れた果物なども毎日のように食べていたようです。毎晩の晩酌も欠かさず、焼酎には目がなかったと言っていました。

動物食は全般的に陽性の強い食品です。その反動で陰性の強い白砂糖、果物、アルコールを欲するようになるのです。陰陽両極端の食べものを食べ続けていると、胃腸をはじめとして、まずは消化器が疲弊します。疲弊した消化器から、汚れた血液が体中に巡りますから、関節などの体の節々の毛細血管や組織に老廃物が溜まるのです。これが痛風です。

この方には、合宿期間中、一切の塩分を断つ、塩断ちを実行してもらいました。さらに自宅に帰ってからも二週間ほど塩断ちを実践してもらったのです。延べ三週間、塩、みそ、しょうゆなどの塩分は一切摂りません。さらに動物性食品全般も一切なし。穀物も少量で、野菜を塩なしで食べたいだけ食べるという、塩断ち食を続けてもらったのです。

痛風や糖尿病などは、もともと臓器の力が強かった人がなりやすい病気です。臓器が強くなければ、美食を食べ続けることはできません。この方も生来臓器が強かったのでしょう。約三週間の塩断ちで足の腫れと痛みが完全に消えて、普通に歩くことができるようになったのです。

ミクロとマクロのビオティック

マクロビオティックはマクロ（大きな）とビオ（命）から成り立つものです。命を大きく見た時に、私たちはどのように生きていくのか。

マクロビオティックは「動物性のものは食べてはダメ」「生野菜や果物は陰性だからダメ」「塩は大事だから毎日しっかり摂らなきゃダメ」などというのは、どうにもマクロな心ではないと感じるのです。

私も食養指導を通して、「動物性のものは食べない方がいい人」「生野菜や果物は体を冷やしすぎるから摂らない方がいい人」「塩分をしっかり摂った方がいい人」がいるのは事実だと思います。しかし、これは万人に言えることではないのです。さらには、最近では、「時に塩分を抜いた方がいい人」が増えてきています。「生野菜や果物を食べた方がいい人」も増えてきています。また、「菜食は良くない人」もいるのが実際のところです。

料理技術や陰陽の細かいところ、ある種のテクニック的なところはミクロビオティックになるのはやむを得ないのですが、マクロビオティックな視点を失ってしまっては、無用の長物になってしまうと思うのです。

ここで、もう何年も食養指導を通してお付き合いしている方の合宿での感想文を紹介します。

――長年悩まされてきた湿疹を治したい一心で二年前にマクロビオティックを始めました。最初の四カ月は全くよくならずに、むしろ悪化し、「本当にこれでいいのだろうか……」と毎日心が揺さぶられ、あきらめそうになったこともありました。しかし、「これしかない」と信じ、妻をはじめ多くの人の支えで、二年間、肉や魚をひと切れも食べずに、かなり厳格にやってきました。そのお蔭で肌はきれいになり、八割方治った状態になりました。

しかし、この冬に湿疹が悪化し、「もう止めよう」と半分心が折れかけた時に、磯貝先生に食養合宿をすすめられ、正直「半信半疑」で参加しました。

参加しての感想ですが、うまく言えませんが「自分がやっていたのはミクロビオティックだったな……」というのが率直な一言になります。「肉や魚や砂糖を食べなければ、湿疹は良くなる」こんな感覚だったのだと。

この合宿では幼少期からの自分を内省することとなりました。おそらく当時の私は「陰性の萎縮タイプ」だったように思います。湿疹とぜんそく（これも肌と肺がつながっていたことを今回はじめて教わりました）に悩まされ、友人とスポーツをすることもできませんでした。そして、そんなわが家の食事はかなりの「肉食」。毎日のようにお腹をこわしていました。

二〇代はお酒とタバコ、そして毎日のように外食。三一歳で酒とタバコはピタリと止めましたが、今度は肉、魚と清涼飲料水、加工食品、そして甘い物……。「それじゃあ極陰と極陽になるなあ……」と納得し、実際に合宿中、一日ごとに「ハイ」と「ロー」に極端に振れる自分の体がそのことを体感させてくれました。

マクロビオティックは「個人戦」ではなく、関係性（人間関係と食物・環境との関係）と「他者感覚」がキーになるということが最も印象に残っています。「自分の体さえ良くなれば」という考えはミクロですね！

今後の仕事、ライフワークにもつながりを発見できました。ありがとうございます。先生はじめ皆様にも感謝です。

（神奈川県在住、50代男性）

私たちは、体調が思わしくない時はなおさら視野が狭くなりがちです。かく言う私も、『基礎編』でいろいろと告白していますが、食養を始めたての頃は、視野の狭い時期を経験して、たくさんの失敗をしました。もしかしたら、今もまだ広い視野を持つには至っていないかもしれません。それでも、大きな視野を持とうという努力そのものが大切ではないかと感じるのです。まだまだ自分の視野は狭いのだという戒めでしょうか。

桜沢如一は「多くの人は未生人だよ」と言っていたといいます。未だ生まれざる人、という意味のようです。本当の人間になって生きることが大切だというのです。

本当の人間とは何か？

皆さんも、ミクロとマクロの視点で考え、感じてほしいのです。

第3章 自律神経を調える

自律神経は、神経自らがまるで意思を持つかのように働いています。
自律的に働く自律神経を広く深く見渡すと、
私たちの体は自然と繋がっていることがわかります。
自律神経は、私たちの体の中にある自然そのものです。

季節と自律神経の陰陽

「女心と秋の空」とはよくいったものです。女性の心、特に男性への気持ちは、秋の空のように移り変わりやすいようです。

しかし、よく考えてみると、女性には月の満ち欠けに応じた月経という営みがあるわけですから、男性よりもずっと自然に近い生き物なのかもしれません。そう考えると、秋の空のように移ろいやすいのも納得がいきます。むしろ、男性の感性が、自然の流れについていっていない、ということなのかもしれません。

春夏秋冬は陰陽の巡りそのものです。春が一年のスタートに感じられるのは、陽の芽吹きを強く感じるからではないでしょうか。太陽の力が強くなり、眠っていたものが目を覚ますのも春です。春は心身ともに活性化する季節です。秋と冬に溜め込んだ脂肪を活性化させる季節でもあります。春に心の変調をきたすのは、秋冬に溜め込んだ脂肪やたんぱく質に問題があるのだと、食養では考えます。一年二年の問題ではありません。数十年と溜め込んだ脂肪やたんぱく質に毒素が含まれていたのだと思うのです。それらの蓄積された毒素が飽和状態となった時、心理的な排毒反応が、心の変調として現れるのだと思うのです。

現代の国民病となった花粉症も、過去に溜め込んだ毒素の排毒反応だと思います。

秋冬に溜め込んだ脂肪やたんぱく質が清浄なものであったなら、春はあけぼの、春の日差しに心は踊り、体は浮雲のように軽いものです。

花粉症もアレルギー症状のひとつですが、皮膚に現れるアレルギー症状にアトピー性皮膚炎があります。アトピー性皮膚炎も自律神経の乱れが根本にあり、自律神経を調えることで皮膚の状態が改善してくるのです。アトピー性皮膚炎の改善のために和道に来られるほとんどの方たちが、リズムある生活を送り、食養を実践するだけで、症状が改善しているのです。朝起きて、体を動かし、汗をかいて掃除をすることから一日が始まります。決まった時間に食事をして、日中はなるべくよく体を動かすことです。掃除や農作業は最高です。若い人であれば、ジョギングをするのもいいでしょう。ジョギングが難しい人は少し速足のウォーキングがいいと思います。

アトピー性皮膚炎の改善には、とにかく体をよく動かすことです。皮膚がかゆくて運動どころではない、というのが本人の気持ちでしょうが、食養によって少しずつ肌が改善してくると、少しずつ体を動かせるようになってきます。和道では、私も一緒になって掃除をしたりジョギングをしたりするので、アトピーの人も動かざるを得なくなり、そのうちに動くことに慣れてくるのです。

それでも、寝たきりになってしまうほどの重度のアトピーの人は、体を動かそうにも動かすことができないこともあります。そんな重度のアトピーの人には、お腹や背中に生姜シップをしたり、生姜湯の足湯をして、体の芯から温めてあげるのです。

四季の陰陽

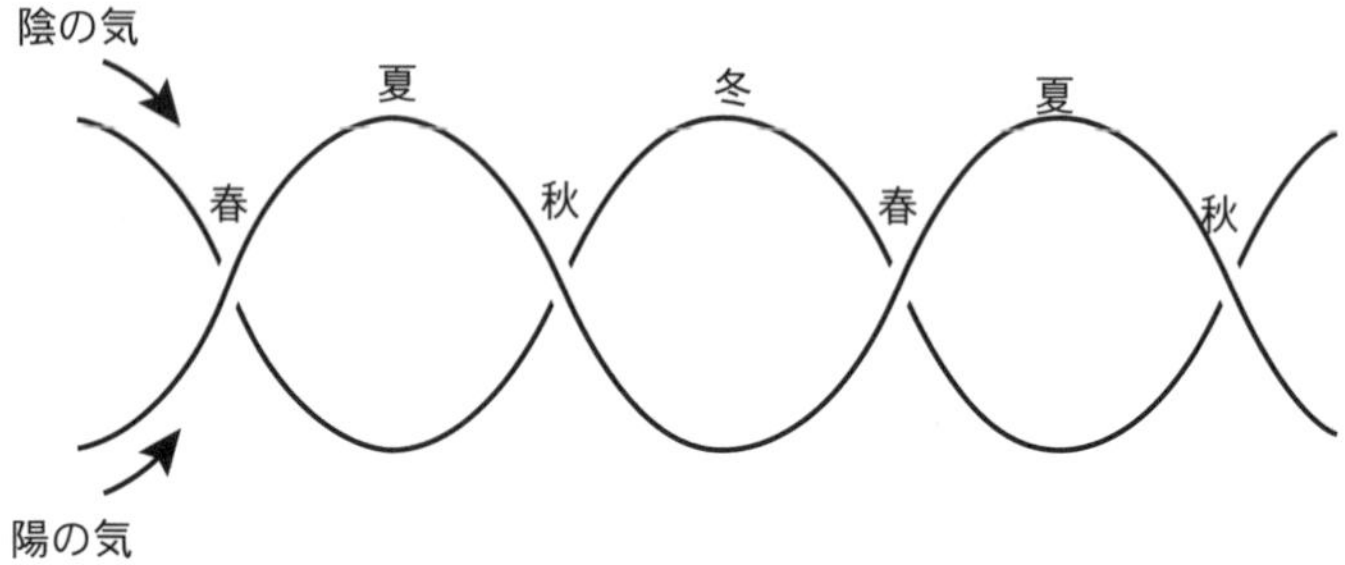

免疫の約七割が腸に集まっているといわれますが、アトピーの人は、腸の免疫力が低下し、末梢の皮膚に集まるわずかな免疫細胞が大忙しの状態になっているのです。会社にたとえると、腸が社長や幹部で皮膚が社員なのですが、社長や幹部が経営を怠けているので、社員はどのように動いてよいかわからず右往左往している状態です。

日々の生活のリズムを調え、季節に合った生活を送っていくことでアトピーは本当によく改善していきます。自律神経が調ってくることで肌は驚くほどきれいになってきます。自律神経を調えるのに、春夏秋冬に合わせた生活を送ることは、大前提です。身近で自然に接する農業者にアトピーなどのアレルギーが少ないのも、自律神経が自然とつながる神経であるからです。

夏になると陽の気はますます盛んになります。自然環境が陽性になるわけですから、私たちは水分をたくさん摂ったり、水分を多く含んだトマトやきゅうり、ナスなどの陰性な夏野菜を食べて体を陰性化して対応しているのです。

秋になると自然環境の陽の気が少なくなり、冬に向かって陰の気が強くなってきます。夕暮れを黄昏といいますが、秋は一年の黄昏時といえます。食欲の秋というのも、夏は外気温が高いですから、食事からのカロリーをたくさん摂らずとも平気ですが、秋になって涼しくなってくるとカロリーのある炭水化物などがおいしく感じられるからです。実際に収穫の秋で米やイモなどの炭水化物が豊富に収穫できるのです。また、寒い冬へ向けて脂肪やたんぱく質を蓄積する季節が秋でもあります。秋は陰の気が強くなってくるので陽の気を食で補うのです。

陽の気が最小になり、陰の気が最大になるのが冬です。寒暖は陰陽そのものですから、冬の寒さは陰性の代表です。二十四節気の大寒は陰性の極みです。そして、大寒の次の二十四節気は立春ですから、陰が極まって陽が立つというのがこの時季です。

季節は陰性から陽性、陽性から陰性へと極まっては転じ、極まっては転じてを繰り返しています。このリズムに合わせて体の働きを調節しているのが、私たちの自律神経ではないでしょうか。

自律神経にアプローチする

特発性後天性全身性無汗症という病気があります。自己免疫疾患のひとつに数えられる病気で、国に難病指定されている病気です。

今から七年前、特発性後天性全身性無汗症の青年が和道に来ました。当時はまだ難病指定されていませんでしたから、最近増えてきた病気なのです。先天的でなく後天的に、全身から汗が出なくなる病気です。難病指定されているくらいですから、原因も治療法も不明です。難病指定されていなくても原因と治療法が不明な病気はたくさんあります。

夏は強い太陽光と外気温に熱せられて私たちの体は熱くなります。熱くなった体は水分を求めて、汗をかいて体の中の熱を放散します。和道に来たこの青年は、汗が出ませんから、夏は暑くて仕方ありません。汗が出ないので、体の中の熱はどんどん上がってしまいます。クーラーの効いた部屋にいないと体はオーバーヒートしてしまいます。しかし、一日中クーラーの部屋で体を冷やし続けていると、汗腺もまたずっと眠ったままになってしまいます。症状に対応することはできても、これでは改善することができません。

マクロビオティックによる望診はとてもシンプルです。全身から汗が出なくなって、汗による放熱ができなくなってしまったわけですから、陽性と考えるのです。拡散、放散、放熱というのは陰性な働きです。一方、集中、凝集、蓄熱というのは陽性な働きです。私は、汗がまったく出ないというのは極陽性ではないかと、考えたのです。

特発性後天性全身性無汗症を陽性と考え、陰性な食を中心に進めていくと、彼も陰性な食がおいしく感じ、調子もよくなっていきます。パイナップルやきのこ類はすごくおいしく感じ、毎日のように食べていました。彼は三カ月間、和道に滞在したのですが、その中でも汗腺が開いて体がスーッと楽になる感じを得たというのが赤ワイン（オーガニック）だったのです。高価なものだったので、和道では出し渋っていたのですが(笑)、体の良い反応が顕著だったので、治療だと思って毎日飲んでもらったのです。

和道に滞在し、ひと月後くらいに半断食合宿があり、彼もそこに参加しました。半断食をしている最中に、突然彼の額から汗が出てきたのです。彼は驚きとともに喜びました。一緒に半断食をしている私たちも本当にうれしかったのを覚えています。半断食によって自然治癒力が高まったのだと思います。

冬になり過ごしやすくなってきたら、体も動かすことができるようになってきました。

その後、彼が長靴を履いて外で作業をしている時に、足からも汗が出てきたのです。汗が出てくると体は活性化してきます。極陽性の体から、陰性な食をすることで、陽性な毒素が抜けていったのでしょう。半断食も排毒を強力に促したことだろうと思います。陽性が抜け、体が中庸になってきたら、汗腺もどんどん開いてきたのです。

額と足から汗が出るようになったら、次は背中からも大量に汗が出るようになったのです。もうこの時には特発性後天性全身性無汗症を克服していました。

体に合った日々の食養と、時々行う半断食が体を活性化させます。そして、日々の食養の基本になっているのがリズムある一日の生活です。

季節だけでなく、太陽がひと巡りする一日も陰陽の巡りです。この一日の陰陽の巡りに対応しているのが、私たちの体の中の自律神経なのです。

自律神経は不随意神経とも呼ばれ、私たちの意思とは関係なく動く神経と考えられています。一方で、手や腕、足などを動かしたりするのは、自分の意思で動かしていると考えられていますから、随意神経と呼ばれています。

では、自律神経は自分の意思ではコントロールできないかというと、そういうわけではないのです。自律神経にアプローチできるのが、呼吸と食です。

呼吸は自律神経と深い関わりがあります。吐く息は副交感神経と繋がり、吸う息は交感神経と繋がっています。副交感神経はリラックスの神経で、交感神経は緊張と集中の神経です。リラックスする時はしっかりと心身がゆるみ、集中力を発揮しなければならない時は集中することができる、これが自律神経の柔軟力です。時と状況に応じてパパッと切り替えられるのが本来の自律神経です。判断力の高低は自律神経の柔軟さの程度とも言えます。自律神経を調えるのが食であり呼吸です。

集中力を高めるには交感神経を鍛えることです。交感神経は吸う息が優位で働きが強くなります。体をより動かすことで交感神経は鍛錬されます。朝の掃除は交感神経を柔軟に働かせるのにとても大切な活動です。人生を積極的・行動的に生きていると、必ず難しい問題に突き当たります。時には

自律神経の陰陽

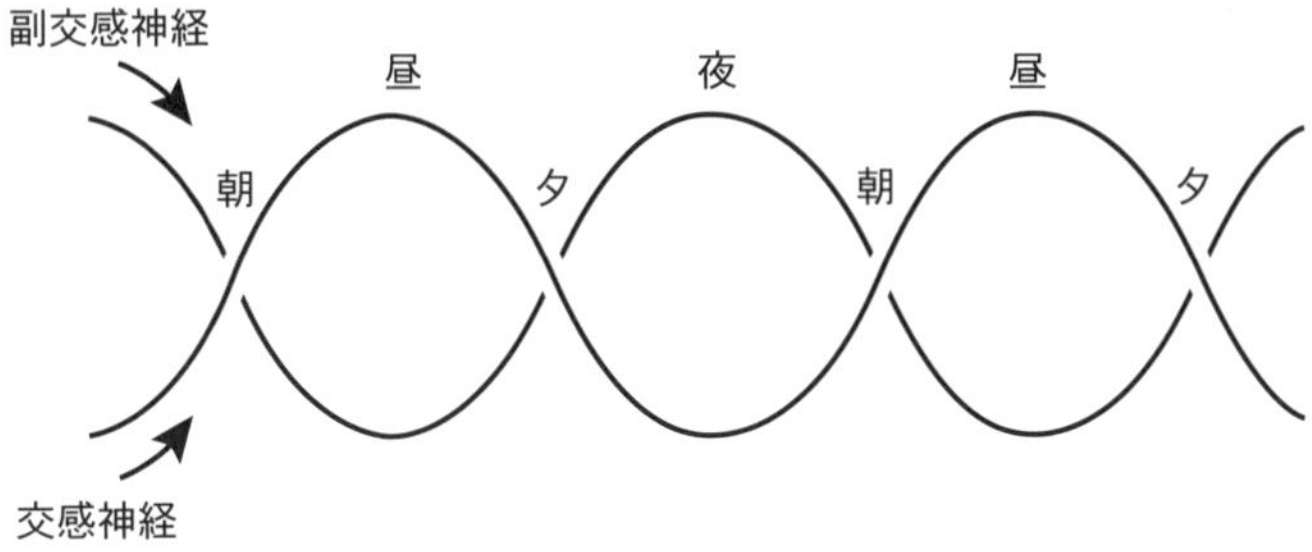

危機的状況を迎えることもあります。その時こそ交感神経を鍛えるとても有り難い機会です。

副交感神経を鍛えるには、笑うことです。笑うことで血液循環が良くなり、筋肉がほぐれ、心身がリラックスできます。張りつめた空気は交感神経を高めますが、副交感神経は和やかな空気の中から育まれます。幼少時、親や大人から包み込まれるような温もりを授かることは一生の宝です。

張りつめて緊張した状態も、和やかでやわらいだ状態も、人間にとってはかけがえのない時なのです。

昼は交感神経、夜は副交感神経が優位です。交感神経は活動の神経、副交感神経は休息の神経です。

自律神経を陰陽で見るときも、複眼的に見なくてはなりません。活動と休息、緊張とリラックスは、前者が陽性で後者が陰性です。交感神経は心身を陽性化させ、副交感神経は心身を陰性化させます。

しかし、人間は緊張した時、エネルギーは体の表面に出てきます。緊張して硬くなるのは生の卵のような状態ですから脆いものです。一方で、リラックスした時は、エネルギーが体の中心に満ちています。落ち着いた状態でないと何事もうまくいかないのは、エネルギーを内奥に保持した方が動きやすいのです。

マクロビオティックは自律神経の働きをしなやかで力強いものにしてくれます。朝の掃除は交感神経と副交感神経をともに鍛えてくれるものです。身の回りをきれいにすると身の内もきれいになります。掃除《そうじ》は相似《そうじ》の働きと私は言っています。

自律神経を鍛えるマクロビオティック

就職活動を就活、結婚活動を婚活といいますが、生活は生命活動ともいえるし、生き生きとした活動とも考えられます。命を活性化するものが生活です。

私たちの命は自律神経に支配されています。自律神経は正に陰陽を表しています。「ゆるむ神経（陰性）」と「しまる神経（陽性）」の元締めが自律神経です。昼夜、寒暖、冷温、大小、長短にそれぞれ陰陽があります。私たちの体は環境と繋がっています。環境と繋がらない人間はどこにも存在しません。環境との繋がりそのものが生命といえます。

私たちは自律神経を通じて自然環境と繋がっているのです。自律神経を鍛える術が、マクロビオティックの生活法に詰まっています。

副交感神経は筋肉をゆるめ、体をリラックスさせる神経です。一方で、交感神経は筋肉への血流を増加させて末梢神経へエネルギーを集中させ、緊張感と集中力を高める神経です。ともに大事な神経です。本来、副交感神経は夜に優位になる神経であり、交感神経は昼に優位になる神経です。エネルギーの働きを見れば副交感神経が陰性で、交感神経が陽性となります。

しかし、エネルギーの活動する「場所」を見ると、副交感神経が陽性で、交感神経が陰性となります。体の芯部・深部にエネルギーを集中させるのが副交感神経で、体の表面にエネルギーを集中させるのが交感神経です。

病気の多くが自律神経の乱れから起こってくるのですが、断食と食養生活によって自律神経が調い、社会復帰をしていった三〇代の青年を紹介します。

潰瘍性大腸炎を患い会社勤めができなくなったこの男性は、断食と食養で治そうと和道に来られました。IT企業にエンジニアとして勤め、フレキシブル出勤が可能な会社であったこともあり、彼は夜型の生活を送り、さらに運動不足も加わって自律神経が大きく乱れていました。生活が乱れてきたから食が乱れたのか、食が乱れたから生活が乱れたのか、食と生活の関係性は大きなものがあります。前者か後者かは人によって違いますが、彼は生活リズムが乱れたことで、食生活が乱れてきたような感じを受けました。

和道での一日は掃除から始まります。一人で行うとなかなかテキパキと動かないものですから、私や他の参加者と一緒に運動するかのように掃除に取り組みました。彼も朝の掃除からよく体を動かしました。掃除が終わったら、朝のジョギングです。三〇代と若かったこともあり、ウォーキングではなくジョギングを取り入れたのです。彼には体をよく動かすことが大切だと感じ、夕方にも私と一緒にジョギングをするようにしたのです。

彼は毎月行う半断食合宿の前から和道に来ていて、合宿が始まるまでは、私と二人でジョギングしている時は私の後ろについて走っていました。ところが合宿が始まり、参加者の中に同世代の女性が参加してからは、私の前を走るようになったのです。きれいな女性でしたから、好意を寄せたのだと思います。こういった感情もまた、病気を癒すうえでも、もの凄く後押ししてくれるものです。恋もまたいい意味で自律神経を刺激してくれるものではないかと思うのです。

潰瘍性大腸炎は、たんぱく質を分解する力が落ちて、腸に炎症を起こしている状態ですから、植物性であっても一時的にたんぱく質を少なくしました。たんぱく質の消化分解を促す、あるいは体に蓄積した老廃物の解毒分解を促す、大根やキャベツ、ねぎ、生姜、にんにく等を多用した食事を摂ってもらいました。そして半断食を時々実践することで、ひと月ほどで腸の状態が劇的に良くなっていったのです。常態化していた下痢もなくなり、時にあった下血もなくなりました。

腸の状態が良くなると、人は前向きになれます。彼も腸の状態が良くなることで、会社に復帰できたのです。これは食事の改善とともに生活そのものが改善し、自律神経が調ったことが大きな一歩になっていたのです。

もう一人、アトピー性皮膚炎の改善のために和道に来た三〇代の女性を紹介しましょう。この方は三年ほど前から食養を実践していました。アトピー性皮膚炎の改善で食養をしていたのですが、両腕の内側と両足の内側がなかなか改善しきらないことから和道の食養合宿（半断食）に参加したのです。

合宿ではまずは玄米粥をよく噛みます。よく噛むことは深い呼吸につながります。呼吸が深くなると、酸素をより効率的に体内に取り込めるようになります。酸素の取り込み量が増えれば赤血球がより活性化し、組織や細胞も活力が高まります。

食養相談（望診）をさせていただくと、アトピーやアレルギーの人々の多くは小鼻が小さく、鼻の穴が細いのです。酸素を取り込む能力が低く、体の中の老廃物を上手に処理できないと思うのです。

彼女も小鼻が小さく、鼻の穴も細かったのです。彼女には徹底して玄米粥をよく噛んでもらいました。そして、前述の青年と同じように、よく動いてもらったのです。生姜シップでお腹や腰をよく温めました。生姜シップの後は、その生姜湯で足湯をして、足もよく温めました。第1章でも説明しましたが、「噛む」「動く」「温める」を断食の最初に徹底したのです。

すると、普段は出ないような部分から汗が出るようになったというのです。合宿の後半、夕方のウォーキングから帰って来た時、今までの人生で最高の爽快感を味わったと言っていました。五泊六日の合宿が終わった時には、手足に残っていた湿疹が跡形もなくきれいになっていました。

春のあけぼのと半断食

断食は、食を断ち基礎代謝を高めることで、今まで蓄積していた毒素の排泄を促します。昔の人は食を断つだけで基礎代謝が高まる人も多かったのですが、現代ではそういう人が減って、断食に加えてその他の活動がないと、基礎代謝が高まらない人が増えてきています。断食に加えて運動、呼吸、手当てなどがとても重要なのです。これらの相乗効果で基礎代謝を高めて排毒を促すのです。現代人の毒素の蓄積は複雑・重層的に体の芯に溜め込んでしまっているからだと思うのです。

そんな現代であっても有り難いことに、毎年春が来ます。春は排毒の季節でもあります。溜め込んだものを活性化させる季節でもあるのです。

和道の半断食ではお粥を徹底して噛みます。噛むことに大きな意味があります。お粥は本来、それほど噛む必要はありませんが、噛むことで胃腸を活性化させるのです。

胃腸は消化吸収器官でありながら排泄排毒器官でもあります。お粥を徹底して噛む半断食は、排泄排毒の力を最大限に高め、後の消化吸収、そして造血力を高めるのです。

お粥を徹底して噛みながら、半断食期間中は、運動、呼吸、生姜シップ等の温熱療法で体を活性化させます。すると基礎代謝が短期間でグッと高まるのです。短期間で体温が一度以上も上がることも珍しくないのです。

基礎代謝が上がると、多くの人に排毒反応が現れます。頭痛、だるさ、胃のむかつき、体のコリなど排毒反応は人それぞれです。精神的な症状が出てくることも時にあります。五感が過敏になることもしばしばです。半断食中、他人の顔が阿修羅に見えたと言っていた人が、排毒反応が消えると同じ顔が菩薩に見えて涙が出てきたということもありました。

私たちの五感は眼鏡でもあるのかもしれません。眼鏡に色がついていると映されるものが違って見えます。その眼鏡次第でこの世は善となったり悪となったりしているのです。半断食はその眼鏡を磨くことではないでしょうか。

春は肝臓が活性化する季節でもあります。春は臓器全体が活性化するのですが、肝臓は臓器の中でも特に大きな臓器であるため、肝臓の活性度合いが顕著に目立つのです。また、冬の間に体に蓄積した脂肪分が、春になって温かくなると、排泄されようとします。この時、脂肪分に交じって毒素が蓄積されていると、排毒反応としてさまざまな症状が出てくるのです。花粉症に代表される春先のさまざまな症状は、体の中に脂肪と一緒に毒素が溜まっていますよ、という表れだと思います。

春先にいろいろな症状が出る人は、肝臓への負担が強く、肝臓への毒素の蓄積が多いはずですから、春の半断食は絶好の機会です。

五行に基づく対応の一覧

五行	木	火	土	金	水
五臓	肝	心	脾(膵)	肺	腎
五腑	胆	小腸	胃	大腸	膀胱
五根	目	舌	唇(口)	鼻	耳(二陰)
五主	筋	血脈	肌肉	皮	骨
五支	爪	毛(面色)	乳(唇)	息	髪の毛
五季	春	夏	土用	秋	冬
五色	青	赤	黄	白	黒
五味	酸	苦	甘	辛	鹹
五穀	麦	黍	粟	稲	豆
五菜	韮(にら)	薤(らっきょう)	葵(あおい)	葱(ねぎ)	藿(まめのは)
五果	李(すもも)	杏(あんず)	棗(なつめ)	桃	栗
五蓄	鶏	羊	牛	馬	豚
五悪	風	熱	湿	燥	寒
五志	怒	笑	思	憂(慮)	恐
五液	泣(なみだ)	汗	涎(よだれ)	涕(はなじる)	唾
五変	握	憂	しゃっくり	咳	慄(ふるえ)

春夏秋冬それぞれに、行う断食には大きな意味があります。

自律神経は自然環境と体内環境を繋ぐ神経です。断食をすると自律神経が調うのは、自然環境との繋がりが深くなるからだと感じています。また陰陽から派生した五行では、季節によってより活性化する臓器が違うと、考えています。

五行は、季節の巡りと私たちの体の関係を数千年の歴史の中で育んできた、東洋の実践哲学です。中医学の基礎になっているのも五行です。五行は木火土金水を基本としています。木火土金水は生命の生成と巡りを示しています。木は燃えると火になり、木は火によって燃え尽きたら土に還ります。土の中からは鉱物に代表される金が生まれます。金は長い年月を経て水に同化し、水はまた次なる命の気を育むのです。命の生成と消滅という巡りを表すのが木火土金水、つまり五行です。

五行で見ても、春には肝臓が対応しています。春になると肝臓が活性化すると五行でも考えられてきたのです。春の五味のところには酸があります。春になると酸味のものが効用を示すと五行では考えられています。実際に、肝臓の解毒に酸味のものは相性がよく、クエン酸サイクルで科学的に実証されているように、酢の物は体の酸化を防ぐ還元力が高いのです。

断食のやり方において、春夏秋冬どのような違いが出てくるのか。食を断つこと自体はどの季節であっても同じですが、季節に対応する私たちの体が違います。春の体は冬に眠っていたものが動き出す特徴があります。夏の体はその活性がピークを迎えます。秋になると汗のかき方は落ち着きますが、今度は自然環境が陰性になってきますから、体は陽性に対応しようとします。冬になると環境が陰性の極を迎えますから、体の中は陽性を活性化させます。

半断食は、食を慎むだけでなく、春夏秋冬の季節をしっかり味わうことがとても大切だと思うのです。半断食で免疫力を含めた自然治癒力が高まるのは、一日のリズム、春夏秋冬のリズムを、自然に抱かれるような生活の中から、私たちの体に刻み込んでいるからだと感じています。

夏の陽と体の陰

赤道に近い暑い地域に住む人々は、呑気でおっとりしていると言われます。

春夏秋冬はＤＮＡの二重らせん同様、陰陽を織りなすものです。夏は陽の気が最大となります。陰陽は相補的ですから、環境が陽性になるとそこに生長するものは陰性となります。赤道周辺の植物は陰性が強いのはそのためです。

私たち人間は環境の陽性に対応するために、陰性な食べ物をいただいて調和させています。赤道直下に住む人々は、陽性な環境がゆえに、陰性をたくさん摂っているため、おっとりするのは自然なことです。

私たちの体は陰性の要素と陽性の要素、ともに蓄えて生きています。夏の陽性な環境下では、陰性なエネルギーを消費して生きています。半断食ではエネルギーの摂取を極力抑えます。陽性な夏には陰性のエネルギーを体に入れて調和させるのですが、断食や半断食でその陰性なエネルギーが入ってこないため、私たちの体は、体に蓄積した陰性な要素をエネルギー化するのです。

自然は実に絶妙にできています。体の中で不要なものからエネルギー化されて排出するようになっているのです。

夏の陽性な環境下では、体に蓄積した陰性な毒素がより多く排泄されます。夏の半断食では、涙もろくなったり、よだれがたくさん出てきたり、鼻水がとめどなく出てくるということがよくあります。涙、鼻水が止まらなくなってティッシュを抱えていた女性もいます。特に若い世代は、砂糖や人工甘味料を知らず知らずにたくさん摂って、陰性の毒素をかなり抱えています。その排毒反応として涙や鼻水、よだれが出てくるのです。

他にも、手足の感覚がマヒしたり、悲しい、寂しいなどの精神状態になったりすることも少なくありません。無気力になったり思考停止になったりするのも、陰性の排毒反応です。昼夜問わず眠いのも陰性です。

陰性の排毒反応の時、最も効果を発揮する食物のひとつに梅干しがあります。梅干しをそのまま食べてもよいのですが、梅生番茶にするとその効果はより早いものです。陰性の排毒反応の時には腸が緩んでいることが多いので、くず湯やくず練りに、練り梅や梅生番茶のエキスを添えて食べるのもよいでしょう。梅生番茶に本くずでとろみをつけたくず入り梅生番茶も効果的です。

前頭部のみの軽い頭痛は陰性の排毒反応の可能性があるのですが、そんな時には梅干しの果肉をちぎって、痛い部位やこめかみに貼ると、知らぬ間に痛みが消えていきます。

とはいえ、自分自身が排毒反応を迎えると、その反応が陰性か陽性か、自分では判断がつかないということが少なくありません。判断力は中庸で最も高い状態ですから、陰陽どちらかに偏った状態では判断力は発揮されないのです。

しかし、陰陽の偏りは、総合的な判断力は低下させますが、味覚や嗅覚、聴覚などの原始的な感覚は、むしろ敏感になります。敏感になった感覚を統合させて判断する大脳が混乱しているのが、排毒反応時であるのです。

陰性の排毒反応時、梅干しなどの陽性食品だけでなく、夏野菜などの陰性食品も必要です。陰性の反応だからといって陽性の食品のみでは、細胞への浸透が弱いのです。食器洗いの時、スポンジに洗剤を染み込ませる時、スポンジに水と洗剤を含ませて握ったり緩めたりを繰り返します。そうすることでスポンジ全体に洗剤が行き渡り、水と相まって洗浄力を高めます。私たちの細胞も同じです。陰性の反応だからといって陽性一辺倒の食事では、細胞全体に陽性のエネルギーは行き渡りません。逆もまたしかりです。

陰性の排毒反応時にはもちろん陽性食を中心としますが、陰性の食品も摂っていく必要があります。その際にとても大事なのが、味覚を中心とした感覚なのです。「おいしい」か「おいしくない」かの味覚が体にとっての「合う」「合わない」を示しています。

陰性の排毒反応時、夏野菜が手に入る状況であれば、夏野菜などの陰性な食物は、体に蓄積していた陰性の毒素の入れ替わりを促します。汚いものときれいなものの入れ替わりを促進するのです。断食や半断食を初めて行うという人は、夏の半断食から始めるのが合っています。

私たちの身体は陰性な要素から排毒されていくという性質があります。陰性は遠心力が強く、陽性は求心力が強いのです。食養を始めると最初に陰性が出てきます。圧力炊きの玄米やごま塩、てっかみそ、梅生番茶がおいしく感じるのは、体に陰性な要素がたくさんあるからです。体に蓄積した陰性の要素は、その遠心性のため体外に抜けていこうとします。断食や半断食をすれば、陰性さの抜け方が早く、中庸になっていきやすいのです。

一方で、陽性の毒素はその働きが求心性の強いものですから、なかなか体から抜けていかない、という特徴があります。夏の次には秋や冬が来ますから、自然な生活をしていると次は動物性の毒素の排毒が始まってくるのですから、春夏秋冬がはっきりしている日本はありがたい風土です。

砂浴による排毒法

「ものすごい冷え性なんですが、今年の冬は特に寒かったにもかかわらず、まったく冷えを感じなかったのです。」

ある女性から言われた一言が忘れられず今も残っています。この人は、前年の夏に砂浴合宿に参加された方だったのです。

海岸の砂浜で穴を掘って体全体を埋める砂浴は、伝統的な解毒法（デトックス法）です。昔は、フグの毒にあたったとか、魚で食あたりを起こしたとか、そんな時にも海岸の砂の中に潜っていたようです。

人間の呼吸数は、年齢と体質と体調によって変動がありますが、健康的な人は一分間に約一八回といわれています。海の波も、よほど荒れた時以外は、一分間にだいたい一八回だというのです。実際に海岸で波音を聞いていると何ともいえず気持ち良くなるのは、波の周波数と体の周波数が共鳴するからだと思うのです。砂浴中は砂の中に潜りながら、耳からだけでなく全身を通して、海の波動を感じるのです。まるで胎児が母のお腹の中で母の鼓動を感じていたかのような感覚なのかもしれません。

砂の中に潜っていると、その温かさと心地よさから多くの人が眠りにつきます。生姜シップで温浴している時も多くの人が眠りにつきますが、副交感神経を活性化させるのに最もよいのは深い眠りなのです。

温熱効果を利用した砂浴は真夏に行うのが基本です。燦燦《さんさん》と降り注ぐ太陽光で温められた砂の中で、眠りにつくほどリラックスしていると、多くの場合、汗をたっぷりかきます。この汗がデトックスになるのです。重い病気の人が入った後の砂は、その時の体調にもよりますが、臭いにおいがすることも珍しくありません。体からも臭いにおいがしてくることは少なくありません。

重度のアトピーの人で、皮膚のバリアー機能が崩れて浸出液が大量に出ている人には、砂浴は向いていません。ただ、そこまではない部分的なアトピーの人であれば、体の深部から温められて、免疫の本幹である腸が活性化して肌もきれいになります。

皮膚の疾患だけではありません。ガン、糖尿病などの生活習慣病、リウマチ、膠原病、潰瘍性大腸炎などの自己免疫疾患、すなわち免疫の異常からくる病気は、基本的に体の深部を温める温熱療法は大きな力になります。

また、砂浴後は海水浴はしない方がいい、と昔はいわれましたが、現代は逆に、海水浴とセットで行った方が解毒が促される人が増えてきているように感じます。断食もまた、昔から断食中は入浴禁止、セックス禁止というのが禁忌事項にありました。しかし現代では、毒素の蓄積が戦前の人と比べて想像できないくらいに増えているため、和道では入浴に関しては積極的にしてもらっています。

砂浴と海水浴はある意味の温冷浴になって代謝を高めることになると、大いに感じています。ただし味覚で「おいしい」と感じることが体に合っているように、砂に入って心地よい、海に入って心地よい、というのが大切なことです。

砂浴後に浮腫《むくみ》が消えたという人も少なくありません。温かい砂による温熱効果に加えて、砂の程よい重みが血液循環を活性化させているのだと思うのです。砂に潜った直後から手足からドクンドクンという拍動を感じたり、チクチクと虫に刺されているような感じがするのは、砂による圧力が肌や血管をほどよく刺激しているからなのです。

砂浴は、生姜シップや生姜風呂による温かさと、鍼灸治療による鍼や灸の後の感覚が入り混じったような感じです。私も毎夏、千葉の海岸で砂浴指導をしています。連日、太陽のエネルギーにさらされて砂浴指導をしていると真っ黒に焼けます。これが夏の自律神経鍛錬法になるのです。寒い冬でも寒さを感じなくなった女性は、真夏に太陽のエネルギーを十分にいただいたからにほかなりません。春夏秋冬それぞれの季節を堪能することが、自律神経を調えるうえで最も大事なことではないでしょうか。

食欲の秋と断食

秋になり暑さが和らぐと、高温から解放された体の細胞はストレスが減って、代謝を活性化させます。食欲の秋といわれますが、細胞の活性化がエネルギー代謝を高めるため、旺盛な食欲が出てくるのです。しかし、現代の夏は冷房の効いた部屋で過ごすことが多く、さらに冷たい飲み物を飲むことも多いので、夏に胃腸が冷えてしまい、本来の秋の食欲が出てこないのが現代人の特徴になっています。

秋の断食（半断食）は、本来の胃腸の働きを取り戻す絶好の機会です。暑さから解放された細胞には余力がありますから、断食や半断食をすることでより活性が高まります。私がすすめる半断食は少量の玄米粥を徹底して噛みます。一食のカロリーは五〇キロカロリーにも満たないので、ほとんど断食と言っていいでしょう。本来それほど噛む必要のないお粥を徹底して噛んで、胃腸の働きが高まったところに、少量のお粥と大量の唾液が胃腸に送られて行きます。胃腸の働きが高まっていても消化分解するものがほとんどありませんから、胃腸の古くなった粘膜を分解代謝していきます。

胃腸に老廃物が溜まっている人は、玄米粥を徹底して噛む半断食ですぐに排毒反応が現れます。頭痛や肩こり、首こり、胸やけ、強い眠気が出てくることもよくあります。

半断食合宿では食養手当て法の生姜シップを定番で行っています。生姜シップは、徹底して噛むこととの相乗効果で、胃腸を温めるのに大きな力を発揮します。胃腸が温まると血液が温まり自然治癒力が高まります。きれいな細胞への変化を後押しするのです。

中国に伝わる五行では、秋は大腸と肺が活性化する季節と考えられています。肺は発生学的にみて消化器に分類されますから、大腸との関係は深いのです。暑い夏から解放された細胞は消化器系の代謝を高め、特に大腸と肺の活性度を高めます。秋にとれる食物には消化器系の働きを高めるものが多いのも、五行が自然と人間の鋭い観察眼から生まれたことを物語ります。

秋の断食・半断食は胃腸の代謝を高めるのと同時に肺の活性も高めると経験的に感じています。秋に気管支喘息や咳をともなった風邪が多いのは、夏に冷たい物や果物を多く摂り、冷房の部屋にばかりいて、しっかり汗がかけなかった人に多いのです。

皮膚には汗腺がたくさんあります。地球をぐるりと見渡すと、住む地域によって汗腺の数は大きく違います。インドやパキスタンなど赤道に近い地域の人たちには四〇〇万個以上の汗腺があるといわれます。緯度の高い北欧の人たちは二〇〇万個以下といわれ、中緯度の日本人などは二五〇万個前後といわれています。

しかし、これらは平均であって、実際に汗腺がどの程度活動するかは、幼少期の食事と生活が大きく関わってきます。幼少期にしっかり汗をかき、身土不二に則った食生活をしていれば、風土に合った汗腺の働きが十分になされます。幼少期にしっかり汗がかけず、風土に合わない食生活をしていると、汗腺がしっかり育たず、毒素の排泄がうまくいかずアレルギーやアトピーを発症させてしまいます。

アトピーの人は汗腺の働きが三〇〜四〇％低いといわれます。日本人であれば二五〇万個ある汗腺のうち、一〇〇万個ほども働いていないわけですから、毒素が排泄されずに体に溜まったままになってしまいます。しかし、自然とは有り難いもので、溜まったままにせずに、肌に湿疹を出させたり、気管支から毒素を排泄しようと喘息を引き起こしたりして、体をきれいに保とうとします。

断食や半断食は、胃腸の働きを高めるだけではなく、肺や汗腺の働きも高めます。

以前、半断食合宿に参加された重症のアトピー性皮膚炎の女性がいました。彼女は、多くのアトピーの人と同様、汗をかきにくい体質でした。夏であっても汗をびっしょりかいたことがなかったのです。

その彼女が半断食を体験して四日目のことでした。その日は朝から強い雨が降っており、いつもの午前中のウォーキングができなかったのです。そこで、午前中は生姜シップで体を温めることにしました。参加者同士、生姜シップをし合って、お腹や背中を中心に十分体を温めました。

午後になり、強く降っていた雨はすっかり上がり、ウソのようにスカッと晴れてきたのです。午前中は外に出られなかったので、午後は希望者で散歩に行くことになりました。アトピーの彼女も散歩組になり、みんなでウォーキングに出かけました。みんなの体調を見ながら距離を判断するのですが、生姜シップの効果とお天気が皆の体力を後押ししてくれたのでしょうか、いつもより足取りが軽く、小高い山を登って下りて、一〇キロ以上の道のりをアッという間に歩いてしまったのです。

晩秋の季節でしたが、みんな汗をびっしょりかきました。アトピーの彼女も、生まれて初めて、今までかいたことのないところから汗が出てきたのです。ウォーキングから帰った彼女は、汗をしっかりかくことがこれほど気持ちのよいものだと初めて経験したというのです。三〇代半ばであった彼女は、これまで生きてきた中で、その時が一番爽快であったと言います。そして、その時の半断食を境に、アトピーが劇的に治っていったのです。

半断食によって体の中の眠っている遺伝子がONになりやすい状況下で、生姜シップで体を温め、お天道さまの後押しもあってしっかり運動したおかげで、今まで眠っていた汗腺が短時間のうちに働き出したと想像できます。

断食や半断食は、胃腸を浄化して消化吸収力を高めることがまず第一です。体の消化器系は排毒排泄にも大きな役割を果たしていますから、胃腸がきれいになると、体に溜まっている毒素も胃腸を通して排泄されます。

秋の断食・半断食は、季節の波と相まって、胃腸の消化吸収力を高めます。胃腸の働きが正されると清浄な血液が造られて、病気の改善を促し、日々の健康を増進します。

現代の生活習慣病を集中的に数年で治そうと取り組むのであれば、年に四回、四季折々に断食または半断食を実践したらよいと考えています。断食や半断食で胃腸をきれいにして、そのうえで、マクロビオティックの食事をしっかり摂ることも大事です。この世は陰陽ですから、食を断つことも、しっかり食すことも、両方とも大事です。

食欲の秋です。断食や半断食で胃腸を調えて秋の味覚を味わうと、一段と深い味わいに出合うことができると感じています。

冬の半断食

和道にはアルコール依存症の人も来られることが時々あります。一目診ただけではアルコール依存症とはわかりません。半断食合宿で他の参加者と一緒に生活していると、アルコール依存とはまったくわからないのです。

アルコールに限らず多くの依存症は、脳内でドーパミンなどの快楽物質が依存しているものに触れた時に大量に放出され、それ以外の時にはあまり放出されていないといわれています。最近では若者の間でゲーム依存が大きな問題になっていますが、これもゲームをしている時ばかりドーパミンの活性が高く、それ以外の時には極端にドーパミンの活性が低いからだといわれています。

依存症を陰陽の目で見ると、一つのものばかりに執着が強いわけですから、極陽性と考えられます。一つのものばかりに囚われる執着心というものは、陽性の働きが過ぎているのです。

幼子の積み木遊びを見ていると、子どもはいろいろと面白いものを作ります。線路を作ったり、家を作ったり、お山やビルディング、さまざまなものを作ります。しかし、作ったと思ったら、あっという間にすぐにまたバラバラに壊してしまう。そして、また同じものを作ったり、違うものを作ったり、作っては壊して、繰り返し積み木を積み上げて遊んでいます。

私も子どもと一緒に遊んでいると、作り上げたものを壊すのは何とも名残惜しいのです。名残惜しいというよりも壊せない。子どもは何度でも壊しては作り、壊しては作りを繰り返す。一度作ったモノへの執着などまったくないのです。私はこの幼子の執着心のないことに妙に感心させられたのです。子どもを観察しながら、自らの執着心のありようを考えさせられたのです。

東京に住んでいた頃、ある雨の日のことです。私は傘をさして道を歩いていました。

自転車の傘さし運転が危ないのは明らかなのですが、東京ではちょっとした小雨程度であれば多くの人がしています。

そんな傘さし運転の自転車が二台、すれ違おうとした時です。二台ともそれなりのスピードでした。衝突したわけではないのですが、ハンドルの辺りがぶつかって両方の自転車がふらふらと倒れてしまったのです。私は倒れた二台の自転車に駆け寄って起き上がる手助けをしたのですが、二台の自転車の二人とも傘を離さずに持っているのです。ぶつかりそうになった時にとっさに傘を手放せば倒れずに済んだのに。人はなかなかこれができないのではないでしょうか。

病気の原因になっているものは一体何か、と考えることは少なくありません。多くの病気の人を診ていると、あることに気づきます。もちろんこれがすべてというわけではありません。ひとつの大きな要因です。それが執着心ではないかと感じるのです。

執着心は時に嫉妬心や猜疑心にも転化しますから、タチが悪いといえば、その通りです。執着という心は体の中の毒素から発せられているように思うのです。執着心や嫉妬心、猜疑心が出てくるようであれば、体の浄化も道半ばではないかと思うのです。心からも自分の体の中がわかるのではないでしょうか。

心を俯瞰《ふかん》して、天から自分の心を見てみれば、体の中のことがよく見えます。湧き起こってくる執着心や嫉妬心、猜疑心を押さえつけるのではなく、心を俯瞰して、食や生活から精進することが大切だと、多くの人を見ても、自分の経験からも、そう感じます。

子どもに執着心がないということは、子どもは心身ともにきれいなのでしょう。ところが最近は子どもたちに発達障害が増えてきています。発達障害にもさまざまな特徴があるといわれますが、その中でも特定の物事への執着が強いアスペルガー障害は多くの人が知るようになりました。これも陰陽の目で見れば、強い執着という点から極陽性と判断できます。

アルコール依存症、ゲーム依存、アスペルガー障害の食養相談も増えてきましたが、その多くの人が極陽性の体質を持っています。これらの極陽性の体を中庸へ導くのに大きな働きをしてくれるのが冬の半断食です。

冬の間にしっかり寒さに晒されると体は浄化され、毒素の蓄積が少なくなってきます。暖房の効いた部屋にばかりいてろくに運動もしていないと、体はなまって毒素の蓄積が多くなってしまいます。寒中行は身を清める代表的な行です。

夏と冬を比べると、夏の方が汗をよくかき、体の代謝は冬よりも夏の方が高いように感じます。しかし、次ページの図に見るように体の代謝は夏よりも冬の方が高いのです。陰陽で観ても、夏は環境が陽性である分、身体は陰性で調和しようとするから代謝は静まります。冬は環境が陰性である分、身体は陽性で調和しようとするから代謝は活発になるのです。

昔から寒中行が日本各地で、修行僧だけでなく一般の人も参加して行われていたのは、冬が体質

日本人は季節によって基礎代謝量が変わる！

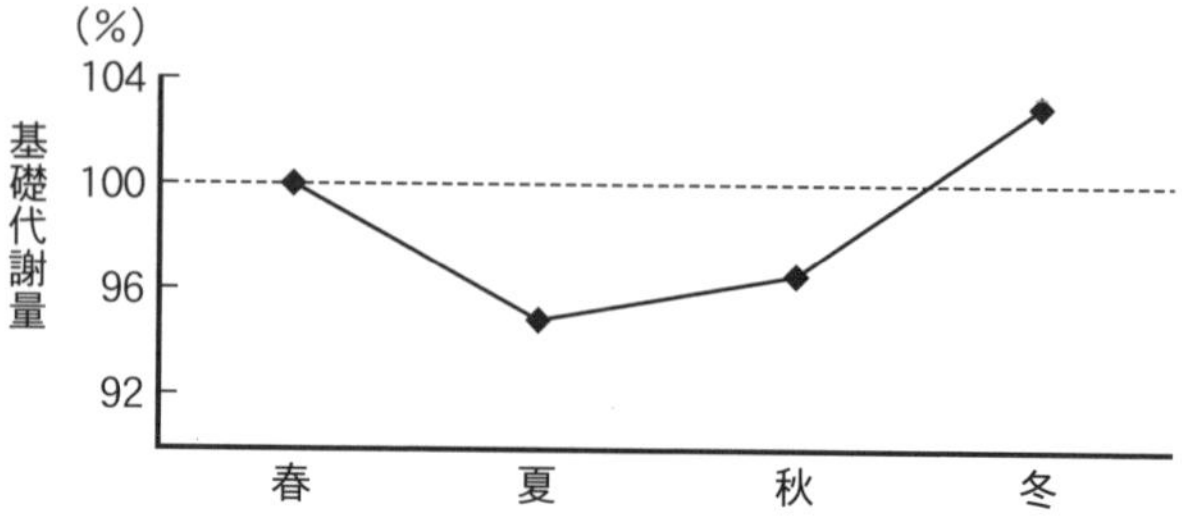

春を100とした時の基礎代謝量の割合。冬が最も高い。日本人の基礎代謝量は夏に最も低くなるので、夏バテを心配して食べ過ぎると太る。
藤本ら1954;小池五郎『やさしい栄養学』女子栄養大学出版部より改変。

改善と心身の改善に絶好の季節であることを、多くの人が体感していたからではないでしょうか。

　極陽性の人が半断食をすると、多くの場合、陽性な排毒反応が現れます。そんな時には陰性な食で回復食を進めていきます。依存症を抱える人の多くは、回復食で塩断ちをする場合が多いのです。さらにアルコール依存症の人は、一時的に穀物を食べずに、じゃがいも、さつまいも、里芋などのイモ類を主食のように食べるのもよいでしょう。おせち料理の一品に数えられるクワイというイモもアルコール依存症にはおすすめです。香辛料を多用することもよいです。トマトは夏の食べものではありますが、極陽性の人は、寒い冬であっても缶詰や瓶詰になっているホールトマトやトマトピューレを多用するのもよいでしょう。

　依存症のある極陽性な人は、自分に合った運動を見つけて、よく体を動かすことがとても大切です。体をよく動かすと、細胞が活性化して、食した陰性な食べ物のエネルギーを細胞に取り込みやすくなります。陰性な食事によって極陽性であった体が中庸に近づいてくると、自分自身を俯瞰して捉えることができるようになります。

アルコール依存症やゲーム依存も、陰陽の目で自分自身に向き合い、家族の協力があれば短い時間で良くなることも珍しいことではありません。小学校低学年でアスペルガー障害と診断された少年が、食養と運動を続けることで、高学年になった時には、アスペルガー特有の執着心が薄くなったのです。運動というのは片道三キロの通学路を毎日通うということだけでしたが、小学校低学年の子どもにとって、三キロの道のりはいい運動になっていたことでしょう。

決断は機嫌のよい時にする

執着心と粘り強さは、陰陽で見ると、一見すると同じ陽性のようでありながら、何かまったく異質なもののような気がします。私の経験からも、粘り強い忍耐力は、執着心があったのでは決して生まれてこないと感じるのです。「執着」と「粘り」は、その現象だけ見るとともに陽性です。しかし、その根本はまったく異なるのではないでしょうか。

執着心は、必要のないものまで何でも持ちたがります。持ちたがり屋とも知りたがり屋とも言えます。一方の忍耐力は、必要のあることにのみ、集中力を発揮します。

それより何より、忍耐力のある人は、潔く清々しい感じを周りの人に与えます。ところが執着心のある人は、その物欲の強さから、周りの人々の気分を損ねるのではないでしょうか。

体の内側がきれいになってくると、周りの人たちへ清々しい気を振りまきます。周りの人が自然と元気になってくるのは、陰陽をはらんだ中庸の人間に近づいてきたからではないかと思うのです。桜沢如一は「忍耐は永遠なり」と言いました。忍耐は中心に陽を持って、周りに陰を抱くと考えるのです。万物は中心が陽であり、外側が陰です。忍耐は物の真理を表したひとつの心の型と言えます。執着心の陰陽はその逆です。自分の芯に軸がないので、周りのものをどんどん掴もうとしてしまうのではないでしょうか。

正しい食生活の実践は、周りの人々へよい気を与えると思うのです。赤子の笑顔が何ともいえない幸福感を人に与えるように。とはいえ、偏った人生の中からも大きな学びをいただくことはできます。偏ってこそ中庸の大切さを知るのです。ですから、中庸さは人に求めてはいけない、と思うのです。中庸さは自分に求めるものであって、人に求めるものではないと思うのです。

「病気は健康への導き」と同じように、執着心や排他心、嫉妬心は心を中庸へ導くものではないかと思うのです。心の垢《あか》を糧に日々の生活を見直すことができたなら、なんと素晴らしい人生をおくることができるでしょうか。

人間は、生きている限りなんらかの形で執着心を持っています。執着心は物欲のひとつの現れでもあります。執着心を消したい、なくしたい、と思っても、そう簡単に消えてなくなるものではありません。心は身体そのものだと感じます。心身一如というように心と身体は別々のものではなく一体ではないかと思うのです。

執着心も他の物欲も、日々の簡素な生活で害のないものへと変化していきます。むしろ、強い執着心や物欲のお蔭でマクロビオティックの生活に有り難さを感じて実践できるわけですから、執着心と物欲ほど有り難いものはないとも感じるのです。

一〇年近く前ですが、テレビを見ていたら、ヨット乗りとして有名な白石康次郎さんが出演していました。私はヨットに関して無知だったので、興味がなければ番組を変えてしまうのですが、白石さんは声にとても元気があり、素晴らしい人相をしていたために、テレビにくぎ付けになってしまったのです。

白石さんはヨットで世界一周を四度もしていて、海洋冒険家といわれています。その体験から、番組で興味深いことを言っていたのです。

「決断は機嫌のよい時にする」

「体調のよい時、心が乗っている時、人は詐欺に遭わない」

判断力の本質をついた言葉であると思います。

見渡すかぎりの大海原でヨットひとつに命をかけて、海という大自然の中を人の叡智と運を頼りに進む、命ギリギリの体験の中から生まれた言葉には重みがあります。

命の淵を垣間見ると、私たちは闇雲に生きているのではないことを実感します。

生死を分ける体験をした人が悟りの境地に到達するのは、生死の境は命の本質を直視できる、滅多とない時なのではないでしょうか。朝日や夕日では太陽を直視できるのと同じく、生死の際《きわ》には命をまるごと直視できるような気がします。朝日を直接拝めるのはほんのひと時です。ある高さに昇ってしまえば、まぶしくて直接太陽を見ることはできません。命もまた、日々の元気な状態に戻ると、その有り難みが薄れてしまいます。「喉元過ぎれば熱さを忘れる」ということが、命そのものにも当てはまります。

一方で、「初心忘るべからず」、常に新しい事への挑戦が命を直視する最適な条件となるのではないでしょうか。

人間は欲張りな生き物です。欲にはさまざまな段階がありますが、真理を知りたいという欲も、ある種の欲だと思うのです。人間は生きている限り、欲とは切っても切り離せません。

それであれば、自分の欲がなるべく多くの人の幸せに繋がるようなものであればいいのではないかと思うのです。自分だけが幸せになろうなんていう欲は、「よくいっても」我欲以下。決して幸せになれるものではないですから、欲にも届かない、無謀な行動そのものです。

自らの欲によって多くの人が喜び、楽しみ、人生は「いいもんだ」と感じられるような、そんな欲が出てくる人生を送ることができたら幸せです。

味噌（みそ）は身礎（みそ）

一九八一年、当時の国立がんセンター研究所の平山雄疫学部長が、二六万人もの食生活を一七年間追跡調査し、結果を発表しました。みそ汁を毎日飲む人の胃ガン死亡率は、ほとんど飲まない人の約五〇％だったのです。

この研究はいろいろな見方ができます。まず、みそに含まれているある成分が胃ガンの発生を抑える可能性です。第二として、みそ汁を飲む食事は和食であり、しかも、具に使った野菜を食べるので栄養のバランスが良く、ガンになりにくいとも考えられます。ガンとみそについては第5章で述べますが、みその体への影響ははかり知れないものがあると感じています。

和道で行う半断食は、これまで述べてきたように、登山にたとえて、上りと下りがあります。上りがごく少量の玄米粥をよく噛み、下りでは体に合わせた飲み物や食べ物を食べていくのです。これを回復食と言っていますが、回復食の内容は人によってさまざまなのです。

貧血の人は断食は辛いと感じてしまいますが、一時的に断食をしないと腸の消化吸収力が高まらず、貧血を根本的に改善するのは難しいのです。

ある夏のことでした。鉄欠乏性貧血の女性が半断食合宿に参加した時のことです。丸一日、極少食の半断食を実践したら、顔から血の気が引いて、立っているのも大変なほどになりました。これは排毒反応とは違って、腸からの栄養吸収が抑えられたことで元々の貧血がより強く出てきてしまったのです。

このような状態になると半断食の上りの行はお終いにして、回復食を始めます。体に合った食事を徐々に増やしていくのです。この時に和道では、味覚のチェックをして、よりおいしく感じるものを回復食の中に取り入れていきます。

鉄欠乏性貧血の人の回復食の柱になるのは、みそであることが多いのです。

断食によって貧血が進んだこの女性も、回復食でとるみそ汁が今まで食べてきたものの中で一番おいしい、というほどおいしかったようです。みそ汁から始まり、徐々にみそおじや、根菜のみそ煮込み、海藻のみそ煮込み等を、日を追うごとに増やしていきました。すると、半断食を開始する前の顔色よりも赤みが出てきたのです。下瞼の内側の血色も、半断食前よりも赤みが強くなり、元々あった立ちくらみも消えていました。

鉄欠乏性貧血だけではなく、低血圧や痩せている人など、一見すると断食が合わなそうな人であっても、回復食を上手に摂ることで症状を改善させるのです。一時的に極少食にして、玄米粥を徹底して噛むことが腸に良い刺激となっているのでしょう。生姜シップによって、お腹や背中から腸を含めた内臓を徹底して温めているのも大きな働きです。さらに、瞑想を伴った運動、ウォーキングも大きいと感じています。

食養ではみそは身礎《みそ》と考えています。みそは大豆を麹によって発酵させた食品です。大豆は畑の肉とも呼ばれ、たんぱく質が豊富です。しかし、大豆のたんぱく質はそのままでは消化し難く、昔からみそ、しょうゆ、納豆、豆腐など、ひと手間ふた手間、時間をかけて作られてきました。この加工の工程には微生物（細菌）が欠かせない働きをしてきたのです。

もう一人、みそに救われた人を紹介しましょう。

子宮頸ガンで大量の不正出血を起こし、急激な貧血になってしまった女性です。食養では止血に、よもぎ、ごま塩、しょうゆ入り三年番茶などを使います。これも、自分に合った止血法を見つけることです。この人にはよもぎがてきめんに効いたのです。

大さじ一杯のよもぎの粉末をくず湯に溶いて飲んだだけで大量の不正出血が止まったのです。時間を空けて、もう二杯のよもぎ粉末を摂ったら、出血は一日で治まりました。その後は、前出の鉄欠乏性貧血の人と同じようにみそ料理を少しずつ増やしていったら、不正出血を起こす前よりも元気になっていったのです。この大量の不正出血も大きな症状ではあるのですが、ある種の排毒にもなって、その後の回復食を上手に進めることで症状を改善させていったのです。

とはいえ、みそをおいしく感じないのに、造血になるからと味覚欲求を無視して食べ続けるのはよくありません。おいしく感じるかどうかが、自分に合っているかどうかの目安なのを忘れないでください。

第4章
断食と祈り

「祈り」と「願い」は、似て非なるもののような気がします。
祈りは願いを叶えるためのものではなく、
身に起こることを受け入れる心の器を大きくしてくれる、
そのような行為ではないかと感じるのです。
そういう意味においては、断食と祈りは同じ行為です。

「間合い」の極意

『基礎編』でも述べましたが、日本の伝統的な武芸、あるいは伝統的な生活の中では、「間」が最も重要視されてきました。間抜け、間違い、間が悪い、など「間」に関する言葉は数多いです。時間、空間、ともに「間」が使われるように、「間」は時間的な間と空間的な間の両方を兼ね備えた言葉です。

陰陽無双原理で観ると、空間は広がりを代表することから陰性、時間は未来に進んでいくことから陽性と考えます。間は陰陽を兼ね備えた中庸な「存在」と言えます。日本の伝統的家屋では床の間を最も奥ゆかしい場所に据えたのは、間を大事にする日本文化の表れではないでしょうか。

食の陰陽が調和されると、体と心にゆとりが生まれます。この「ゆとり」が「間」に繋がります。細胞の間合いがよい状態が健康です。ここがすべての基礎となり、すべての関係の要となります。陰陽が調和し、間合いがとれていることをスマートと言います。

この「間」を私たちに与えてくれるのが、祈りであり断食であるのです。

うつ病は現代の代表的な心の病です。和道にもうつ病の改善のために来られる方は多く、半断食合宿でうつ病に向き合う人も多いのです。

ある年の秋に、末期の肝臓ガンの男性とネフローゼ（慢性腎不全）の少年、そして、うつ病の青年が和道に来ました。ネフローゼの少年もうつ病の青年も、自分の病気のことで頭がいっぱいで心にゆとりのない状態でした。しかしこの二人は、和道に来てみたら、末期ガンの男性のガン性の痛みの強さに驚いていました。その男性は奥さんが付き添いで一緒に来ていたのですが、奥さんに背中を鉄パイプで強く殴らせています。殴られたところはもちろん痛いのですが、その痛みでガンの痛みが軽減されるような感じだというのです。奥さんは涙を流しながら旦那さんの背中を叩き続けていました。

この光景を見て、うつ病の青年とネフローゼの少年は、自分たちの症状は末期ガンの痛みに比べたら大したことはないと感じたと言います。末期ガンの男性には生姜風呂に入ってもらったのですが、その生姜をおろすのを彼らが率先して取り組んでくれました。日に何度も生姜風呂に入るのでその度ごとに一キロもの生姜を彼らが手ですりおろしてくれたのです。毎回、風呂を入れ替えなくてはならないくらい、肝臓ガンの男性が入った後の風呂は黒く濁り、毒素が相当出ていたのだと想像できました。

彼らは末期ガンの男性とともに約二週間の滞在でしたが、その間に、末期ガンの男性が生姜風呂の連続した入浴と体に合った食養を続けることで痛みが完全に消えるのを目の当たりにしました。この体験が彼らの心に火をつけました。

自分の病だけにフォーカスしているばかりでは、心にゆとりは生まれません。他の方々との交流、特に共感できる人たちとの交流によって心にゆとりが生まれます。うつ病の青年とネフローゼの少年は、末期ガンの男性と交流させてもらったことで「間」が整ったのではないかと思うのです。「間」を整えるのに、時に行う非日常的な人との交流を伴った合宿が大きな力を発揮すると思います。そして、整えた「間」をしなやかに維持していくには日々の生活が大切であると思うのです。

私たちは日々、食前に手を合わせて「いただきます」と唱えてから食事を始めます。人と会った時も「おはようございます」「こんにちは」と挨拶をしたり、「今日はお日柄もよく」などと天気のことなどを会話の最初に添えてから本題に入っていきます。これらも「間」のひとつであるのです。これらの間がなければ、味わいがなく、殺風景なものです。

一方で、間があきすぎても「間延び」してしまって締まりがありません。この「間」の塩梅《あんばい》を調整することが断食や祈り、そして日々の生活なのではないでしょうか。

人の一生にはさまざまなことがあります。出会いと別れ、健康と病気、成功と失敗、まさに陰陽の連続です。この人生の中にも、細かい所から大きな所にまで「間」が存在します。夫婦が離婚に至るのは、夫婦関係での「間」がどうにも継続できなかったのでしょう。

断食をすると、不思議なのですが、この「間」というものを強く意識することができるのです。断食で夫婦関係の間が良くなって離婚を回避できるかどうかは担保できませんが、夫婦関係で悩んでいた人たちが断食をすると、心の曇りが晴れて、解決できるかどうかは別にしても、心のわだかまりが解消するのです。

現代社会は生き急いでいる人が多いように感じます。間がない人が多いのではないかと感じるのです。現代人の多くが「間抜け」になってしまっているのでしょうか。

歴史上、多くの宗教で断食が習慣として残ってきたのは、人生における「間」をもたらすものであったからだと思います。呼吸に意識を向けた瞑想も同じです。断食をすると呼吸が深くなり、瞑想が深まります。食前の言葉、人への挨拶も、断食をすると心地良さが増します。不思議なことです。

人生の間合いをよくする極意が断食に込められています。

小さな目標を設定する

自宅の畳を入れ替えた時のことです。わが家の一階には畳部屋が一部屋しかないので、畳替えのその日は朝から畳部屋だけの大掃除をしたのです。

年の瀬の大掃除は家丸ごと全部、大掛かりな掃除になります。その時は八畳間の部屋だけの掃除でした。家丸ごとの大掃除に比べたら、一室のみの掃除ですから、小掃除といっていいのか、部分的大掃除といっていいのかわかりませんが、部屋が天井から壁まできれいになっただけでなく、いい気づきになったのです。

和道を開いてから、毎月の食養合宿（半断食）をライフワークとしています。定期的に合宿に参加し、治療として体と心に向き合っている人も少なくありません。そんな人たちから気づかせてもらったことと、掃除から気づいたことには多くの共通点がありました。それは「小さな目標を設定する」ことです。

畳部屋の掃除では、家の一部を短時間で掃除しただけです。ほぼ半日、午前中のみで終わる掃除でしたが、畳を新調したこともあって、部屋が蘇るようにきれいになりました。ひと部屋をきれいにするという「小さな目標を設定」し、それに集中的に取り組むと、短い時間であってもそれなりにきれいになるものです。和道の合宿に参加して、難病を克服される人たちに共通するのも、まさにこれなのです。

膠原病のひとつである全身性エリテマトーデスという病気があります。症状が強く出る時は、全身に紅斑《こうはん》が出て、だるさが強くなり、時にかゆみや痛みを伴うという病気です。圧倒的に女性に多い病気です。この病気を患った女性が、和道の合宿に定期的に参加されました。最初の頃の合宿では、日課をこなすのに精いっぱいだったのですが、慣れるに従い余裕が出てきました。すると、毎回の合宿で「小さな目標を設定」し、それを中心に取り組むようになりました。

例えば、ある時には、口の周りに紅斑が多かったので、その時は口周りの紅斑を消そうとして、まずは私にアドバイスを求めます。紅斑が口周りに多いということは、胃腸などの消化器系の臓器から排毒が活性化しているか、あるいは生殖器系の臓器からの排毒が活性化しているのではないかと、望診では判断します。排毒が活性化しているのですから、それを後押ししてあげれば、体はより一歩きれいになっていきます。

彼女を見ていて感じたのですが、「小さな目標を設定」することで、雑念が少なくなるのです。病気の治療も家の掃除も、全体の汚れを見たらあまりに多く、どこから手をつけていいかわかりません。それをあえて、この辺りを集中的にきれいにしようと小さな目標を設定すると、雑念が消えて、集中しやすくなるのです。

全身性エリテマトーデスの女性は、毎回「小さな目標を設定」し、それにコツコツ取り組みながら、三年ほどかかりましたが、全身の紅斑が完全に消えたのです。

意識的に「小さな目標を設定」し、取り組む人もいる一方で、無意識にそれをしている人も少なくありません。関節リウマチを克服した方も、意識的でなくても、その時に強い症状を消そうと取り組むうちに、結果的に全身の症状が良くなっていくのです。

断食や塩断ち、そして日々の食養から病気の治療に取り組む人たちを数多く見ていますから、病気の治療においても、期間を限定して「小さな目標を設定」することの重要性を感じるのですが、これ以外のことについても、このことは重要なのではないかと想像できます。仕事においても受験勉強においても、「小さな目標を設定」し、コツコツと努力を重ねていくことは、大きな壁を乗り越えるための鉄則ではないかと思います。それが、自然療法においてもひじょうに大切なことだと感じるのです。

掃除と体質改善の共通性はとても多いものです。

年の瀬の大掃除は日本では恒例ですが、大掃除でケガをしたり、疲れ切って寝正月になってしまったりすることが時にあります。

大掃除は日々の掃除と時に行う中掃除があってはじめて成り立ちます。日々の掃除がおろそかで、時折の中掃除ができていないと、暮れの数日だけの大掃除では家の中はきれいになりません。

ひるがえって、私たちの体も同じです。日々の食事と生活が秩序正しいものであれば、時に風邪をひいても治りが早く、かえって風邪の効用で、ひく前よりも元気になります。風邪は万病の元と言われますが、これは日々の食と生活が無秩序な人に当てはまる言葉であって、日々の食と生活が秩序正しい人には風邪は厄落としそのものです。

では、日々の食養がしっかりできていれば、それで問題ないかというと、そうではありません。最近特に感じるのですが、時に断食や塩断ちを実践することが後々に大きな影響を与えています。断食や塩断ちは、今風に言えばリスクヘッジ。将来の病を回避するための大きな手段です。

マクロビオティックを実践しているからといって死なない人はいません。人は誰でも死にます。生老病死、何らかの病で死を迎えることが大半です。断食は、ある意味において「いい死に方の練習」

です。

人生の大掃除というものは、毎年あるものではなく、巡りあわせによって、人さまざまに突然引き起こされるものです。病であったり、事故であったり、事件であったり、人によりそれぞれです。これらの人生の大掃除を乗り切っていくには、やはり日々の秩序正しい食と生活が基礎となります。その上で、年に一度、あるいは病を抱えている人であれば年に数回、断食や塩断ちの中掃除をしておくと、しっかりと大掃除をした後に人生が晴れて、運が開けてくるのではないかと思います。

ケチな根性はいけない

「生きるべきかを見定めたい」という目的で合宿に参加した方がいました。まだ若い、三〇代のきれいな女性です。

シェイクスピアの『ハムレット』に有名なセリフがあります。

To be, or not to be : that is the question.

日本語訳では「生きるべきか、死ぬべきか。それが問題だ」と訳されています（前後の文脈から違う意見もあります）。

「生きるか、死ぬか」「進むか、退くか」「実行するか、しないか」、人生はまさに選択の連続です。人生の究極的な選択に「生きるか、死ぬか」があります。

数年前には「死ぬ練習をするために断食合宿に参加します」といって和道に来た方がいました。七〇代の男性で、地方で事業を営む経営者でした。年を取り、事業を息子に渡したいのだが、息子にはその気がなく、他の事業者に譲渡したと言っていました。会社の譲渡が決まって、寂しくもホッとした面があったといいます。ところが数カ月後に進行性のガンが見つかり、和道の門をたたいたのです。

死を覚悟した時に人はどんな行動をとるのか？

人生いろいろ、死に方もいろいろ。多様な人生と同じく、多様な死に方があることでしょう。「死にたい」という想いと、「生きたい」という想いは、コインの表と裏のように、表裏一体のような気がします。

一方、死を覚悟した人の想いには「〇〇したい」というものがないのです。ただ自然に黄泉に帰る、そんな感じなのかもしれません。もちろん、いろいろな「〇〇したい」を抱えて逝く人もたくさんいます。それでも、黄泉に帰っていく時は「〇〇したい」という陽性な念も消えていくようです。

私も皆さんと同じように、まだ死んだことがないのでわかりませんが、あの世に旅立つ人との交わりの中から、「人は死を受け入れている」ような気がするのです。少なくとも、長い食養実践者では、無念な表情を残して旅立つ人はいません。

体の洗濯が成されると、心の選択が滞りなく進みます。どちらに行こうか悩み煩うことが減ってきます。心の選択が多い時、私たちには体の洗濯も大いに必要なのです。悩みは体の洗濯が必要だと教えてくれる大変ありがたいものだと思います。

生きるべきかを見定めたい女性も、死ぬ練習をしたい男性も、その心の裏には大きな「よりよく生きたい」という想いが隠しきれんばかりにあるのを、私は感じとれるのです。

私は陰陽が調和した中庸を大切にしています。前著の『基礎編』でも、中庸の大切さをはじめから最後まで説明しています。中庸を少しでも体感した時、私たちの想いや感情はどんなものになるのでしょうか？

自分で納得できる人生を歩むのに、陰陽と中庸という考えは大きな道しるべになるのではないでしょうか。

和田重正は、「ケチな根性はいけない」と言いました。ケチという言葉は日本の古代の民・サンカの言葉から来ているといいます。ケは気から転じて毛、チは縮みあがることから、ケチとは毛（気）が縮みあがった状態で、体も心も萎縮している様を表すといいます。ケチな根性とは、体も心も萎縮して、大きな視野で物事を見られず、目先のことばかりにとらわれている様を言っているのです。

サンカの言葉からもわかるように、ケチな根性は極陽性です。陽性が強すぎて、持っているものを手放すことができない。一度手にすると捨てることができないので、家の中は物で溢れかえってしまう。

ケチな根性が板についてしまうと、いつも何かを持っているので、新しいものを手にすることができません。新しいことにもチャレンジできません。人生は、時に新しいことに挑戦しないと、冷蔵庫の奥でカビの生えた食べ残しのおかずと同じようになってしまいます。とはいえ、忍耐力なく、常に、新しいことにばかり取り組んでいるのは、器用貧乏といって、深みのない人生になってしまいますから、その塩梅が大切です。

陰陽で観れば、ケチは陽性、器用貧乏は陰性なことがわかります。

ですから、自分にはケチな根性があるな、と感じたら、食と生活によって少しばかり陰性になったらいいのです。逆に、自分はどうも器用貧乏でひとつのことを続けられない、浮気性であっちに行ってはこっち、こっちに行ってはあっちと、どんなことも一通りはできるのだけど、深めていくことができない、と感じたら、食と生活によって少しばかり陽性になったらいいのです。

陰陽を知るということは、実践が伴わなければなりません。桜沢如一が陰陽のことを実用弁証法と言ったのは、実用的な理論だからです。机上の空論であったなら、陰陽は絵に描いた餅でしかありません。

とはいえ、人間は、ケチな根性を持ち合わせていたり、器用貧乏で浮気性なところを持ち合わせているものです。非の打ち所がない完璧な人間はいませんし、そんな人間がいたとしても、つまらない。誰でもみな、陰陽どちらかに偏りがあるものです。偏りながらバランスをとっているのが人間です。

ケチな根性を捨てよう、浮気性を吹っ飛ばそう、と努力することが大事です。努力そのものが中庸です。努力はしているのだけれど、というケチな言い訳をせずに取り組めば、思ったことは実現していくのが人間ではないでしょうか。

想いと社会

「食養や断食は制限ばかりで苦痛ではないですか？」

食養や断食をやったことのない人は、多くの場合、口に出さなくてもそう考えている人は多いと思います。現にこのような言葉をかけられたことは少なくありません。

私たちは日々食物をいただき、血液を造り、細胞を造り、造り替え、心を造っています。

食事を変えることは血液を変え、体を変え、心を変えるものです。食事を変えなくてはなかなか心を変えるのは難しいのです。もちろん、食事のみで変わるものではありませんが、心が変わっていくには食は大きな要素を占めています。

心が変わってくると、養生は苦痛なものではなくなってきます。むしろ正食という養生が楽しくて楽しくてしょうがなくなってくる。正しい食をしていることがこの上なく幸福になってくるのです。

明日死ぬとわかっていても、最後の最期まで自らだけでなく周りをもきれいにして「さようなら」したいと望むようになってくるのです。もし、どうせ死んでしまうのだから「あとは野となれ山となれ」という心の人が大半を占めるような社会になってしまえば、それこそ社会としての最期を迎えてしまいます。

今死ぬとしても、最後の最期まで精進して生きる生き様の人が一人でも多くなれば、末永く幸福な社会を維持できるのではないでしょうか。

正食は、人生の最期でも精進養生して生きることに幸福感を抱くことができる食ではないかと感じています。そう感じるようになったのは、自分の食養人生だけでなく、多くの人の食養指導に関わらせていただいたからです。

食養指導をさせていただいていると、死が身近にあります。

死を問近にした人との交流も少なくありません。死についての思索はいつも頭の片隅にあります。そんな中から出てきた言葉が「死に突然はない」です。

「ローマは一日にして成らず」といわれます。また「ローマは一日にして滅びず」ともいえます。成るのも滅びるのも一日、一瞬のことではなく、成る準備、滅びる準備が着々となされているのが、物事の理《ことわり》ではないでしょうか。

「病は一日にしてはできず」「病は一日にしては無くならず」ということもまったく同じことです。突如として起こったようなことも、水面下では着々と準備が成されているものです。突然に起こったような病の下地を未病と言いますが、この未病の段階で適切な対応をすることが、何よりも大事なことです。

自然の変化は本来、ゆるやかなものです。

突然変異などという言葉がありますが、自然の本質を理解していない人が造った言葉ではないでしょうか。自然界に突然はなく、ゆるやかに変化しているのが宇宙万般の理なのですから。春夏秋冬、季節が移り変わるのも、春から秋に、夏から冬に一気に飛ぶこともありません。水面下で起こっている変化を、変化として見極めるには、それぞれの分野のしっかりした視野が必要なことです。

物事をしっかり、はっきり見定める目を慧眼《けいがん》と言います。慧眼を身につけるには、衣食住、生活の質が大事なようです。慧眼も一日にしては成らず。日々の正しい生活の積み重ねが、慧眼という高い判断力をもたらすものなのでしょう。

イエローハットの創業者である鍵山秀三郎《かぎやまひでさぶろう》さんは経営の中から生きる本質を見極めた人ですが、ある時の講演会で参加者から、「成功の秘訣は何でしょうか」と質問されたそうです。鍵山さんは成功の秘訣は二つあると言われ、「コツコツ」と板書したというのです。

慧眼や経営、健康や成功、あらゆるものに共通することが、コツコツと日々の生活で精進していくことなのだと思います。真生活をマクロビオティックと訳した桜沢如一の世界的な活動も、日々の正しい食と生活にあります。人類が今の社会を築いてきたのもコツコツとした歩みの中からでした。

人間は霊長類の長といわれます。霊魂《れいこん》を持った存在だというわけですが、この霊魂とはいったい何なのでしょうか。自らが霊魂の一番発達した生物といわれる人間ですから、その正体を知っているはずです。しかし、霊魂とはこれだというものはなく、証明書もありませんから、ものとして多くの人に認識してもらうわけにはいかないのです。

霊に長けた生物が人間といっても、本当に何に長けているのかわからないのがまた人間、ということでもあるのです。そういう意味においては、人間は悩むことにはどんな生物よりも長けている、ということが言えます。霊魂とは一体何か、と思い煩うことにこそ、人間の人間たるゆえんがあるのではないでしょうか。

悩むことと霊魂とは正反対なもののように感じられますが、実体は全く同じなのです。悩んで悩んで、生身の体にまで異変が生じるくらいに悩んだからこそ、魂に響くような何かが生まれるということが少なくないのです。

そして、人間が霊長類の長といわれるもうひとつの理由は、人間ほど精神的な満足を求める生き物はいないからです。単に衣食住に満ち足りて満足という人は全くいないとは言えませんが、精神的な何かを求めてやまない人たちが少なくありません。

私も病弱であったという お蔭で、生きることの意味を求めてやまない性格が板についてしまいました。しかし、さらに有り難いことには、思い煩っても、生身の体が実際に患うのに遭遇しても、その解決法を実際の生活に見出すことのできる生きる術を知ったことです。

私には正食（マクロビオティック）というものがそれですが、宗教がそれにあたる人々も多いでしょう。各人が信じる道を比べてみても、対立を生むばかりで、あまり意味のあることではありません。

それよりも、心においても体においても、ともに成長していける、陰陽を兼ね備えた生活法を各人が自分のものとしたならば、霊長類としての道を、思い悩みながらも歩いていくことができるのではないでしょうか。

自然治癒力を高める心

人間の底力というものは、周りの人が喜ぶ姿に感動して出てくるもののようです。

五輪を見ていても、選手のパフォーマンスに応援している人たちの熱狂的な応援と喜びが共鳴して、もの凄い感動が生まれています。テレビで見ていても、その興奮は伝わってきます。

子どもを見ていても、子どもは親の喜ぶ姿が何よりうれしく、自分の振る舞いで喜ぶ親を見ることが何よりも幸せなことだと、子どもの表情が物語っています。

わが家の子どもたちは道場（マクロビオティック和道）に来られる方との交流が大好きで、ちょくちょく道場に入り込んで遊んでいます。

春には道場の周りに野草がたくさん生えてきます。よもぎ、つくし、ふき、のびる、山うど、かきどおし、甘草など、道場の周りに所狭しと生えてきます。子どもたちはつくし摘みが大好きで、それを調理するのがさらに大好きなのです。そして、道場にいる方々へ振る舞うのです。道場の皆さんは小学生が作る野草料理に感動してくれて、その喜びを受けて子どもたちはさらに喜ぶのです。子どもたちの喜びは道場に来られる方をさらに喜ばせることになっていますから、面白いことです。

子どもは成長するにつれて、自分の行動が周りの人を喜ばせていることを認識するようになります。周りの人の喜びが大きくなればなるほど、人間として成長していることの証です。しかし、周りの人がいくら喜んでも、それを鼻にかけて、自己満足だけしているようだと、結局、周りの人は、喜びを帳消しにするような行動に失望しますから、かえってよくない場合が少なくありません。

人間は、自分の体の状態が調和的になり、精神的な状態が他者と共感共鳴できた時に、底力が発揮されるようです。人間の底力というものは日々の食と生活がシッカリしたものでなくては発揮できるものではありません。そして、他者の喜びに喜ぶ経験を積んでいかないと、人間はいざという時に底力が発揮できないと感じるのです。ですから、妬《ねた》んだり、拗《す》ねたり、心にわだかまりのある状態では、決して底力は発揮できないようになっているのだと思います。

人間だけではなく、生きるものすべてに自己治癒力（自然治癒力とも免疫力とも）が備わっています。この自己治癒力こそが底力の典型です。

自然治癒力が落ちている時は、喜びを感じる力が弱っています。感動したり共感したりする力も弱まっています。逆に言えば、喜んだり、感動したり、共感共鳴することが、自然治癒力を高めようとするのです。心と体は一体です。心が体を引っ張ることもしばしばあります。体を引っ張る心を作る大きなコツは、周りの人を喜ばせることにあるのです。

自然治癒力（免疫力）を高める最も大きなもののひとつに「他者との共感」があります。

同じ病気の人同士が会って話をするだけでも、そこに大きな共感が生まれて、治る力を後押ししてくれます。体の病気だけでなく、心の病気や同じ不安や心配を抱えている者同士の語らいも自然治癒力を高める大きな要素になっています。

以前、和道の半断食合宿に参加されたメンバーの全員が離婚経験者ということがありました。自己紹介では結婚しているとか、離婚しているとかは紹介しないのですが、合宿の中盤で何気ない話の中から、全員離婚経験があるとわかったのです。この時のみんなのにこやかな表情は、今でも忘れられず心に強く残っています。

人は他者と共感することで、不安で重くなった心を軽くします。その時の半断食合宿にうつ病の男性が参加されていたのですが、その後社会復帰し、今では会社を支えるのになくてはならない中堅社員として仕事に取り組んでいます。

心が軽やかになると、今の自分を俯瞰して見ることができます。自分自身を客観的に見つめることができると、今やらなくてはならないこと、やった方がいいこと、やれること、心身の整理がついていきます。世の中を見渡すと、足を引っ張り合いながら生きている人もいますが、人は本来、人間同士、磨き合いながら生きていくことができます。

人と人が切磋琢磨し合って生きていくということは、陰陽で観ると中庸なことです。

陰に偏ると妬み嫉《そね》みが強くなり、陽に偏ると罵詈雑言《ばりぞうごん》を浴びせたり、暴力を振るったりすることさえあります。陰に偏っても陽に偏っても人は不安定になっていくのですが、他者との共感は陰陽の偏りを中庸へ戻す働きがあります。

食養指導を通して多くの人と関わらせていただく中で気づいたことです。

不安な心を持っていると、その行動は一見するとムダな動きが多いものです。面談や電話で食養相談をしていても、本人が不安を拭い去れないと、疑問質問が多いばかりで実践が伴いません。

ところが断食合宿や個別指導研修を通して泊りがけで生活を共にすると、実際の食養生活を体験することと、合宿の仲間や私との共感が大きな後押しとなって食養生活が軌道に乗っていくのです。

「迷ったら行動」は、私の心がけていることのひとつです。

家の中で、日々の生活の中で、指をくわえて待っているだけでは人生は好転しません。人生は行動と実践の中で好転していきます。私の所に訪ねてくる方の多くは、人生の迷いに直面しています。そんな時、行動が人生を左右します。共感が生きる力を湧出させます。人はパンのみにて生きるにあらず。人は新しい出会いの中から新たな力が湧き起こってきます。

一方、「迷ったら行動」とは逆のことでも人生を開くことがあるようです。

棋士の羽生善治さんの著書『迷いながら、強くなる』(三笠書房)を読んでいたら、「迷ったら〝待つ〟のも有効な手段」だと書かれています。万物陰陽より成る。すべてのことに陰陽があるものだと、羽生善治さんの言葉にあらためて感じ入りました。

将棋の格言のひとつに「手のない時には端歩《はしふ》を突け」というのがあるようです。

何も有効な手段が見当たらない時には、端の歩を一つ動かして様子を見るのがいいという意味のようです。また、端歩は盤の端なので有効とは思えないのですが、実はとても価値のある一手だったりするようなのです。その一手で相手からの動きを止めたり、攻める時に幅が広がったりすることもよくあるといいます。ですので、端歩のことを税金(いずれ払わなければならないもの)と表現することもあるようです。

何をしたらいいかわからない時には、「待つ」というのも有力な手段です。あえて何もしないことによって状況が変わるのを待ち、時期が来た時にアクションを起こすわけです。待っている間に状況を整理したり振り返ったりしながら、ベストな好機を見つけるのです。

迷った時に「行動」するのか、「待つ」のか、ここで直観力を兼ね備えた判断力が試されます。シェイクスピアの作品の台詞《せりふ》「to be, or not to be : that is the question.」にも通じるかもしれません。行動した方がいい時には行動し、待った方がいい時には待つ。これが一番よいのですが、なかなか難しいものです。

性格を陰陽で考えると、陰性タイプの人は消極的であったり控えめであったりします。そして、陽性タイプの人は積極的で行動的です。性格の陰陽からくる「迷いの時」には陰には陽を、陽には陰を手当てのように対応したらよいと思うのです。陰性の性格の人が迷ったら行動し、陽性の性格の人が迷ったら待つ。

もちろんすべてがこれで対応できるわけではないでしょう。状況によっても対応は変化します。しかし陰陽は、迷いの中の思考法として、迷いの解決や解消に大いに役立つものです。とはいえ、陰陽で考えたらよけい訳がわからなくなることもあるかもしれません。そんな時は、陰陽を手放してみることも大事なことです。

迷いが強ければ強いほど、真剣で本気なわけですから、人は強くなります。迷いを楽しむということはなかなか難しいものですが、本気で取り組んでいるからこそ悩むわけですから、悩むことは人を成長させてくれる大変ありがたいことです。

食養手当てのコツ

頭痛の時には椎茸スープ、腹痛の時には梅生番茶など、食養ではよく手当てに使う飲み物です。外用の食養手当てとして、頭痛の時にキャベツの葉や豆腐を頭に当てたり、梅干しを貼ることもあります。腹痛の時はお腹を生姜シップやコンニャクシップで温めたりします。湯たんぽを抱えて寝るだけでも大きな効果があります。もちろん、頭痛にも腹痛にも陰陽がありますから、必ずしもこの手当てが適当かどうかわかりません。

体に症状が出た時に手当てをした方がよいのか、しない方がよいのか、そのことについて考えてみたいと思います。

体に現れる症状は、症状そのものが身体の調和をとろうとして出ている場合がほとんどです。排毒反応は調和反応とも言えます。高熱が出ている時は、体の中の不要物が燃焼して体外に出そうとする働きが強くなっているからです。その時に椎茸スープを摂れば、燃焼を助け、スムーズに体を調和に導くのです。

一方で、燃焼を治めるのは細胞一つひとつの働きもあれば、肝臓や腎臓の働きも大きく影響します。高熱が出ている間は、細胞や各臓器が一所懸命働いているわけです。この働きは、体そのものを鍛えることでもあります。高熱が出た時に「何もしない」ということも、ある意味においては重要なのです。

外から何も手当てをしない時に、体の中では熱によって臓器や細胞、遺伝子までもが鍛えられているのです。しかし、ほどよい刺激やそれなりの強さの刺激であれば、その反射によって鍛えられますが、あまりに強い刺激では破壊されることもあります。

骨折も、それほどひどいものでなければかえって骨を強くします。しかし、複雑粉砕骨折になってしまえば、鍛えるどころか骨の再生が難しくなってしまいます。手当てをした方がよいのか、しない方がよいのかは、症状の強弱、心身の状態によって変わってくるのです。

子どもに時々あるのですが、高熱が出ているのに頭への手当てを嫌がることがあります。三九度以上の熱があると、多くの場合はキャベツの葉や豆腐を頭に貼ってあげると気持ち良いという反応があるのですが、なかにはキャベツの葉や豆腐を頭に貼られるのを嫌がる子どももいるのです。

四〇度以上の熱の場合はキャベツの葉や豆腐を嫌がることは少ないのですが、三八度から三九度にかけては、ただひたすら寝ていたり、場合によっては元気に遊んでいることもあります。私はこれを「熱と遊んでいる」と言っていますが、体の中では熱によってさまざまな細胞や組織が鍛えられていると思うのです。

手当てをした方がよいか、しない方がよいかは、子どもたちにはその感性によってよくわかっています。私たち大人は、何か症状が出た時には、西洋医療であれ東洋医療であれ、何か積極的に手当てをした方が早く治り、予後も良いというふうに考えがちですが、一概にそうとばかりもいえないのです。

手当てのコツは「おいしい、気持ちいい、心地いい」かどうかです。椎茸スープを飲んでおいしいかどうか。キャベツの葉を貼って気持ちいいかどうか。何もしない方が心地いいかどうか。何もせずにただ寝ていた方が心地いいようであれば、それが最高の手当てということなのです。

認知症と断食

六五歳以上の七人に一人が認知症になるといわれる現在の日本。認知症は、もはや個人の病気ではなく社会全体の病気であり、社会問題になっています。

テレビが一億総白痴化を招く、と大宅壮一が言ったのはもう半世紀も前になります。白痴と認知症は病理的に違うものであっても、心身の機能低下という点では共通する部分が少なくありません。

認知症やガン、糖尿病などの生活習慣病は、食と生活の間違いから発生していると私は考えています。いやむしろ、生活習慣病の症状は、症状そのものが心身改善の働きで引き起こされていると言ってよいとも考えています。

認知症の症状である健忘、徘徊なども、心身の活性を高めようとする自然治癒力の働きのひとつであると私は考えているのです。家の鍵をかけ忘れたのではないかと家に戻ったり、ガスの火を消し忘れたのではないかと家に戻ったりします。健忘が出てくると、必然的に歩かなくてはなりません。歩くことで腸と脳が活性化され、脳機能を高めようとしてくれているのです。

『思考の整理学』（筑摩書房）の著者である外山滋比古さんも、歩くことが脳を活性化し、思考を整理してくれると言っています。もちろん程度があって、歩くことができなくなったり、生活そのものが崩壊するに至る認知症では、自然治癒力が及ばないところがあります。

ところが、重度の認知症の方に共通しているのが、食や生活の乱れだけではなく、長年の投薬が下地としてあるというのです。現代一般の化学合成物質で作られたクスリは、自然治癒力を阻害して、症状を抑え込む力が強いのです。臭いものにはフタ的な処方の果てに重度の認知症患者を作り出しているという面も多分にあるのではないでしょうか。

全国各地にある認知症患者を受け入れる介護施設の現状は、常に厳しい状態に追い込まれていると聞きます。認知症もまた、原因をフタで覆い隠すのではなく、根本原因である食と生活を見直すきっかけとして改善に取り組んでいけば、改善できるのではないでしょうか。

認知症の研究からマクロビオティックの有効性を裏付けるような結果が昨今出てきています。

二〇一六年にノーベル生理学・医学賞を受賞した大隅良典《おおすみよしのり》さんの研究です。大隅さんは細胞の自食作用・オートファジーを研究し解明したのです。

オートファジーについては第1章でも少し述べましたが、古くなったたんぱく質や異物であるゴミを集めて分解し、分解してできたアミノ酸を新たなたんぱく質に再合成するシステムのことをいいます。オートは自分、ファジーは食べるという意味で、自分自身を食べる、というのがオートファジーだというのです。

ヒトの体の中では毎日三〇〇～四〇〇グラムのたんぱく質が合成されているといいます。一方、食事から摂取するたんぱく質の量は七〇～八〇グラム程度といわれます。不足分は、自分の体のたんぱく質をアミノ酸に分解し、オートファジーの働きによって再利用することで補っているというのです。私たちの体は八〇％ほどがリサイクルのたんぱく質で成り立っていることになります。自給自足を体の中で実現させているわけです。

大隅さんがノーベル賞を受賞された大きな理由のひとつに、オートファジーの医学への利用があります。オートファジーを活性化させることで、ガンや神経疾患の症状が改善されるのではないかというのです。逆にオートファジーの機能を止めることでも、ガン治療に応用できるのではないかとも考えられているから面白い。

オートファジーは体内の自給自足システムです。この機能は体が飢餓状態の時に最も高まるというのです。断食状態の時に、オートファジーの働きによって体に蓄積されたたんぱく質を再利用し、さらに体内の異物であるゴミ（老廃物）も再利用してしまうことから、オートファジーには体内の浄化システムとしての働きもあります。

オートファジーには自給自足自浄というトリプル効果があるというのですから、夢のような働きです。しかし一方で、オートファジーはガンなどの腫瘍が増大した状態では、腫瘍の生き残りとして使われることがあるというのです。腫瘍自身も自給自足し、自らの生きる道を必死に探しているというのでしょうか。

病気治療としてマクロビオティック指導にあたる場合でも、オートファジーの研究は大きな示唆があります。ガンの進行状況、患者の体力によっては、断食や半断食が合う場合と合わない場合があるのです。

断食や半断食が合う場合は、オートファジーの浄化システムが上手に働き、正常細胞を主に活性化させ生命力を高めると想像できます。ところが、ガンの状況次第では、断食や半断食が正常細胞よりもガン細胞を勢いづかせてしまう場合があるのかもしれません。この時にはオートファジーは、正常細胞よりもガン細胞に働いていると考えられるのです。

オートファジーが正常細胞に働くか、ガン細胞に働くか、この決め手になっているのが、体の中の「熱」ではないかと私は考えています。多くのガンの方々を診てきて、体を徹底して温めた人は断食によるオートファジーの活性で元気になっていくのですが、徹底して温めきれなかった人は弱っていく傾向にあるのです。このことについては第5章で詳しく述べます。

オートファジーを体内の浄化機能として最大限に発揮させるのは、日々の食と生活ではないかと私は考えています。ガンの増殖を助けるオートファジーではなく、浄化システムとしてのオートファジーを優位にするのが、各人に合った食事と手当て、生活にあると私は考えているのです。

二〇〇六年、米科学誌『ネイチャー』に、オートファジーがアルツハイマー病に関係しているとする論文（東京都臨床医学総合研究所などの研究）が掲載されました。マウスの遺伝子を改変し、全身で自食作用（オートファジー）を起こらなくしたら、神経と肝臓の細胞に異常なたんぱく質がたくさん溜まり、人間のアルツハイマー病やパーキンソン病などの神経変性疾患のような症状が出たというのです。

認知症を含めさまざまな生活習慣病には断食や半断食が有効であると、現代科学が証明する時代になったのです。ですから、自分に合った断食やマクロビオティックを見つけていくことが大事なのです。

三〇代の時単身フランスへ武者修行に出た桜沢如一は、フランス語で日本の文化（茶道や華道など）を紹介しています。やがてマクロビオティックを確立した桜沢が、お弟子さんたちに対して口癖にしていた言葉は、「ノンクレド」（妄信するな）というフランス語でした。たとえエライ人が言ったことでも妄信せずに、その言葉の意味をよく咀嚼し、自分なりに理解し、迷いながら、失敗しながらも、コツコツと実践していくことが何よりも大切だということです。

私たちは、成功体験よりも失敗体験の記憶の方が鮮明です。成功した時よりも失敗した時の方が脳の神経細胞が活性化するという国内外の研究は多いものです。また、答えが決まったものよりも、正解が一つでない、多様な解答のある問題を思考することもまた、神経細胞を活性化するといいます。

禅問答や桜沢如一のクラックス（無双原理問題集）は、考えること自体が認知症予防になり、その思考を深めることが判断力を高めるのです。

認知症は現代社会への警鐘です。カネによる経済至上主義に対する自然からの警告を、人の身体を通して私たちに与えているのが認知症でもあります。

自然な生き方の果てに認知症があるのではありません。老いては子や孫たちから頼りにされて敬われるのが自然な生き方です。立つ鳥跡を濁さず、という生き方は、食と生活がつつましく豊かでなければ実践できるものではありません。

日本人だけでなく、世界の人が健康で自由に生きていく基本にマクロビオティックがあります。

内なる静寂・瞑想と断食

NHKテレビ番組「ためしてガッテン」で、瞑想を取り上げていました（二〇一七年九月）。番組の中で確か三分間だったと思うのですが、出演者一同で瞑想をする時間を設けていたのです。

テレビの番組中に静寂になるというのは極めて異例なことで、とても記憶に残っています。たまたま番組を見ていた私も、視聴者の一人として出演者と一緒に瞑想をしたのです。

瞑想の仕方はいろいろあるようです。マインドフルネスともいわれ、欧米では企業ぐるみで取り組む会社もあるようですから、かなり一般化してきています。瞑想はヨガのベースにもなっています。ヨガを学ぶことは瞑想を学ぶことですから、瞑想を学びたい方はヨガから指南していただくのもよいでしょう。

和道の合宿では瞑想をひとつの柱としています。実は断食そのものが瞑想といっても過言ではないのですが、プログラムの中にあえて瞑想を取り入れています。

瞑想は身心の内なる静寂です。食を断つことは胃腸をはじめとする臓器、肉体の休息です。

瞑想は腰を立て、肩の力を抜いて、リラックスした姿勢で深い呼吸をします。ゆっくりと息を吐き切り、ゆっくりと吸っていきます。立腰《りつよう》の姿勢でただただ呼吸に向き合います。

一呼吸一呼吸に意識を向けて、頭に飛び込んでくる雑念を呼吸とともに拭い去り、ただ一念、息をすることに集中します。「生きる」が「息をする」状態を感じるようにただひた向きに呼吸に向かいます。

「一息精進」そんな姿勢で臨むのもいいでしょう。身心一如、肉体の休息と心の静寂は切っても切れないものです。食と呼吸は身心を養う上での二本柱です。食と呼吸が調和のとれたものでなかったら健康は確立できるものではありません。

食を整えると自然と呼吸を調えたくなり、呼吸を調えると不思議と食を整えたくなってくるのです。食養家は呼吸と瞑想の重要性を知り、ヨギ（ヨガの行者）は食の意味を深く理解しているものです。

食事に際して「いただきます」と合掌して唱えるのもひとつの瞑想です。合掌せずとも「いただきます」の心そのものが瞑想の心です。

神棚や仏壇に向かって手を合わせることも大きな瞑想のひとつでしょう。

もっと言えば、日々の掃除は瞑想の極意といえます。身の回りをきれいにしながら、その実は身の内、体と心をきれいにしているわけですから、瞑想の極みです。

伝統的な生活には細部にわたって自然な瞑想が折々に組み込まれています。瞑想をただ座って呼吸することだけに帰結してしまうと本当に迷走してしまいます。

食もそうです。自分が健康になるためだけに行う食養は傲慢で、決して本当の健康にはなれません。食も呼吸も、身の周りの人の健康と平和に繋がるものでなければ、自分に返ってくるものではありません。自分一人だけの健康というものは絶対にありえないことを教えてくれるのが断食と瞑想です。

断食や瞑想を通して体と心に向き合っていると面白い気づきがあります。

年齢とともに年月が過ぎるのが早く感じるようになるといわれます。地球が一秒たりとも休まずに動き続けているように、時間も一時も休むことなく進んでいきます。

子どもの頃の時間感覚と大人になってからの時間感覚が違うのは、時間の動きという陽性に対して、自分の陰陽が変化するからです。時間が進む陽性さについていければそれほど時が経つのを早く感じないのですが、時間のスピードについていけないと、早く感じてしまうのです。

時速一〇〇キロで走る車に同じスピードでついて走っていたら停まって見えますが、五〇キロで走っていたらアッという間に追い抜かされていくのと同じように、時間の陽性に対する自分の陰陽が感覚に左右しているのです。

新聞やテレビから飛び込んでくるニュースは不安や心配を煽るものばかりで、目や耳をおおいたくなります。日光東照宮の「三猿」に倣って「見ざる、言わざる、聞かざる」を実践するには恰好の時代といえますが、これは幼少期にはあまり過度な情報を子どもに与えてはいけないという、子育てへの戒めから生まれているといわれます。

この幼少期の「三猿」を大人になった私たちが実践するには、「食わず、奢《おご》らず、貪《むさぼ》らず」という生理的実践をともなわずして実行は難しいのではないでしょうか。

体の安定があってはじめて心が満たされます。心の安定を求めて「三猿」を実践しようとしても、生理的安定をはかる術を知らなければ、決して心は満たされません。

社会では大きな問題が山積みになっています。それに加えて不幸な事件も多い。

今の世はまさに不自然なケガレに満ち満ちた時代です。ケガレとは「気枯れ」とも「気離れ」ともいいます。人間の体にたとえるならば病気です。しかし、決して行く末がすべて暗黒だと示しているわけではありません。

私たちの体から「気＝エネルギー」が枯れたり、離れたりしているわけですから、今はただ「気＝エネルギー」を充足することです。太陽と月と大地、さらには太陽系やその他の惑星から、私たちの知り及ばない「気＝エネルギー」に満たされた食物を奢らず、貪らずに、「つつましく」いただくことが命を充実させます。

「生命力あるものをいただく」ということです。

「見ざる、言わざる、聞かざる」は「食わず、奢らず、貪らず」とともにケガレの世の処方箋です。私たちは年齢をいくら重ねても、時に初心に帰ることは大切です。断食は胃腸を休め、心身の若返りを促します。子どもの頃の時間感覚を思い出させてくれるのも、断食と瞑想の素晴らしさです。

教育と断食

和道の食養合宿（半断食）に参加された方の感想です。とても意義深い感想なので、全文を掲載させていただき、解説したいと思います。

約一年前に半断食に参加して以来、二回目の参加です。

昨年の半断食をきっかけに、これまで仕事中に毎日チョコレートやスナック菓子を食べていたのを、ほとんどやめることができました。我慢しているということではなく、無くても大丈夫、それほど食べたいと思わなくなりました。

他に、お酒を週六日間飲んでいたのが、週二回に減り、さらに一回あたりの量も減りました。普段の食事も、肉や魚はゼロではありませんが、野菜中心になりました。体重が約五キロ減って、それをキープし続けています。一時的に体重が増えることもありますが、簡単に戻るようになってきました。

自分の食事に対する考え方が変わってきました。そして、その延長線上で体質が変わってきたことを実感しています。

夜、寝る前に瞑想も行うようになって、睡眠の質が良くなりました。深い睡眠ができていると感じています。精神的にイライラすることが減ったり、イライラしても切り替えが早くなるなど、合宿をきっかけにいろいろ変わることが出てきました。

今回は、前回の半断食と比べて、三日目に頭痛、だるさ等の排毒反応が出ました。

教えてもらったことを改めて生活に取り入れることで、どんな変化が出るか楽しみです。

（東京都在住、40代男性）

半断食を経験すると、まずは口腔内をはじめ腸を中心とする消化管が変化します。私たちの嗜好は腸内環境に大きく左右されているようです。

半断食は、腸を入れ替えるのにものすごい働きをしているのです。特に、和道での半断食は、ごく少量の玄米粥を徹底してよく噛みます。噛むことで唾液がよく出るようになります。唾液は細胞を修復する力を持っていますから、唾液の力との相乗効果で腸内環境を改善させていると思うのです。

舌にある味を感じる器官・味蕾《みらい》も玄米粥をよく噛むことで活性化します。味覚が敏感になりますから、チョコレートやスナック菓子などの濃厚な味は強すぎて、体に合わないものだという正常な感性が働くようになるのです。

腸には脳に次いで神経細胞が多いといわれます。

神経細胞は記憶する細胞です。断食には、悪循環の食と生活スタイルを良循環へ方向転換する力があると感じます。よく噛むことそのものが瞑想になります。瞑想の習慣がついたことからもこの方がよりよい方向に歩み出しているのが窺えます。

定期的に半断食を行うことで、毒素を出しやすい（溜め込みにくい）身体になっていきます。最初の半断食では感じることができなかった排毒反応が、二回目の断食では感じることができるようになったのも、毒素を排泄しやすい身体になってきている証です。

感想文を寄せていただいた方以外でも、半断食合宿をきっかけに体質改善をされる方が増えています。

教育は英語でエデュケーション（education）と言います。エデュケーションの語源はラテン語で「能力を引き出す」という意味であるといいます。

私の行っている半断食は限りなく断食に近い体質改善法ですが、従来の一切何も食べず水分のみ摂取する断食法よりも、現代人には合っています。

ごく少量の玄米粥をよく噛むことが、私たちに内在する自然治癒力を最大限に引き出すことに繋がっていくからです。そういう意味においても、半断食は本来の食育であるといってよいと思うのです。

繰り返しますが、私の行っている半断食はごく少量の玄米粥を徹底して噛むことからはじまります。最初の一口は二〇〇回、二口目からは一〇〇回ずつ噛んでいきます。

お粥はそれほど噛まずに食べられるものですが、そのお粥を、あえてしっかりと噛むことが重要なのです。普通に炊いた玄米ご飯をよく噛むよりも玄米粥をよく噛んだ方が唾液がたくさん出てきます。お粥の水分が「呼び水」となって唾液を湧出させるのです。

唾液の量は健康の指標になります。活動、活躍、活き活き、に使われる「活」はサンズイに舌と書きます。口の中が潤っている状態が「活」です。

唾液は外分泌といわれ、内分泌（ホルモン）と相関関係にあります。唾液もホルモンも血液から分化したものです。お粥を噛んで唾液量が増えてくると、おのずからホルモンも充実してきます。

「噛むは神業」と食養ではいわれます。

噛むことは唾液量を増やし、腸をきれいにして血液を浄化します。

半断食で玄米粥を徹底して噛むと、唾液量が飛躍的に増えます。唾液量が増えるのと並行して、胃腸の働きも高まります。小腸の代謝は二四時間といわれます。丸一日で小腸の上皮細胞は生まれ変わるというのです。

ちなみに皮膚は約一カ月（最新では四二日という説もあります）で生まれかわるといわれますから、極言すれば小腸内には皮膚から出るアカの約二八倍（〜四二倍）が出ていると考えられます。だからこそ、小腸の活動は活発で、古くなった便を溜めずに排泄していきます。

唾液は血液の分化したものですから、弱アルカリ性です。私たちの腸内も弱アルカリ性でバランスをとっています。

唾液をたくさん出すことは、恒常性（ホメオスタシス）を高めます。ですから、体に溜まった毒素（動物性食品や添加物と一緒に取り込まれた石油化学物質）を排泄する力を唾液が促してくれるのです。

「治してもらう」という姿勢でなく、自ら治す姿勢こそが自然治癒力を高めます。その根本に「噛む」ことがあります。咀嚼は人が代わってやってあげることはできません。

道場（マクロビオティック和道）では半断食以外にも体質と体調に合った合宿やイベントを行っていますが、玄米粥を徹底して噛む半断食が、体質改善や心身の改善の要になるものだと改めて感じる今日この頃です。

断食と祈り

「キリスト教でも断食や半断食の効果で、断食後に希望が叶う、というようなことをいわれます。これについてはどのように思われますか」と、ある講演会で参加者から尋ねられました。

断食や半断食は、病気を治すということだけでなく、精神状態を改善したり、希望を叶える大きな力をもたらすと確信しています。

しかし、その希望や願望が自然の流れに沿っているかどうかということが問題なのです。

健康とは、体と心が自然と調和している状態をいいます。逆に病気は、体と心の不調和を改善に向かわそうとして現れる反応です。断食や半断食で健康を回復するということは、断食や半断食が自然と体が調和する速度をはやめ、力を深めてくれるからなのです。

本来自然と一体である人間は、自然に沿った希望や願望を抱くものです。

断食後に希望が叶うというのは、断食によって心身ともに健康で頑強になって、希望や願望を実現する体力、能力、気力が目覚める、ということもあるでしょう。しかしそれ以上に、希望や願望が自然に則してくるということが大きいのです。

無理とは、理が無いと書くように、無理な希望や願望を抱かなくなるのです。理とは宇宙の法則・秩序であり、簡単にいえば自然そのものです。

例えば、憎しみを抱く相手がいて、その憎い相手を呪う願望を抱いていたとします。そういう人が断食や半断食を実行してその願望が叶うかといえば、答えはノー。断食や半断食を実行すれば、憎しみを抱いていた自分自身を反省し、相手に対して「自分の方にも悪い所があったなあ」という気持ちを喚起させるのです。そういう意味において断食と祈りはまったく同じ行為ではないでしょうか。断食そのものが祈りであると思うのです。

自然は常に最適解を与えてくれます。最も適した解答を与えてくれるのです。自然と一体となることが希望や願望が叶う大きな理由であり、悩みを解消する力にもなります。断食が自然と一体となることへの大きな一歩になると強く思うのです。

断食には、心身を調和させる力があることを考えると、断食をある一定期間習慣化することは教育と医療を統合させるのではないかと思います。

医療は人間を癒すものです。

病気が良くなる道筋をつけるのが医療であり、病人の心に明かりを灯すのが本来の医療ではないでしょうか。もし、病人の不安を増幅させ、心を暗くさせるような医療であったならば、それはマヤカシの医療でしかないと思うのです。

食事指導箋（食箋）を書かせていただく時困ることがあります。食箋以外の食べ物は絶対に食べない、食べてはいけない、という固くて強い意志にがんじがらめになってしまうことです。もちろん、食箋に書いてある食べ物以外は食べない方がいいのですが、心が窮屈になって卑屈になってしまうようであれば、食箋の効果は微塵も発揮されないのです。

車のアクセルやブレーキに〝アソビ〟があるように、食箋をもらって実践する時には心にアソビが必要なのです。心にアソビがあったうえで、しっかりと食箋を実行できる人は、本当にビックリするぐらい良くなります。むしろ、病気になった運命に感謝しているのです。

病気は私たちに食と生活の間違いを教えてくれる有り難いものです。

人間は本来、健康なのです。

人間は本来、健康で自由であるはずなのです。石塚左玄の言う食育を母親が実践したならば、子どもには医療は必要ないはずです。マクロビオティックで子どもを育てるとそれを実感します。

しかし、医療は必要です。私は病弱な体で生まれ、正食と無双原理で命を助けられたからこそ、医療の大事さを痛感します。医療は再教育でなくてはならないと思うのです。

私は大森英桜、石田英湾《いしだえいわん》を通して桜沢如一が遺した正食と無双原理から再教育を受けたのです。

断食や半断食を含め、医療というものは、本来は再教育です。病気に至らしめた生活習慣を改める体と心と生活の再教育なのです。

食箋にゆるやかなアソビがあるように、断食や半断食にも回復食があります。

一生断食をしながら生きる人はなかなかいません。多くの人が一時的な断食を試み、その後は食する生活に戻っていきます。それでいいのです。

断食ばかりにとらわれていては、それも食箋にとらわれるのと同様、何らかの問題を生じさせます。繰り返しますが、断食や半断食は登山と一緒です。上りもあれば下りもあります。和道で行っている半断食では、お粥を徹底して噛んでいる時が上りです。そして、お粥がおいしくなくなってきたり、生理的に受け付けなくなってきたら、もうその辺りからは下りになります。

下りは野菜や本くずを上手に摂るのです。登山と同じように断食や半断食も上り下りを順調に歩んでいき、これまた登山と同じように経験を積んでいくと、心身の調和が深まっていきます。

心身が調和すれば、想い描くことはどんなことでも実現化します。実現化しないことはひとつもありません。そんな想いで断食や半断食に取り組む必要はありませんが、日々のマクロビオティックと時々の半断食を習慣化すれば、自然と想いは実現します。

掃除と断食

赤ん坊のオムツを洗っていて気づいたことです。

ウンチでいっぱいに汚れたオムツとさほど汚れていないオムツがあります。この二つどちらから先に手洗いした方がよいでしょうか？

主婦の方々は考える間もなく、さほど汚れていないオムツから洗い始めることでしょう。私もオムツ洗いを経験して、汚れの程度が低い方から洗った方が水を節約できると学んだのです。そして、オムツ洗いをしながら考えました。体の中でも日々、遺伝子や細胞も洗濯や掃除のようなことをして健康を保っています。オムツを洗うように体の中でも合理的に洗濯や掃除がなされているはずです。

体の排毒反応は食養の実践後、すぐに強い反応が出るわけではありません。はじめチョロチョロなかパッパ、とはご飯の炊き方ですが、体の中でも、正しい食事に切り替えたからといってすぐに大きな排毒反応が出てくるのではないのです。

体の中でも汚れの程度が低い所から洗濯や掃除のようなことが始まります。

掃除には大中小があり、順番があります。はたきがけ、掃き掃除、拭き掃除とありますが、この順序が逆になればきれいになるどころではありません。日々の掃除をせずにいきなり大掃除をしようとすれば、体力が持たずにバテてしまうことでしょう。ものの道理とはこういうことをいうのではないでしょうか。食養を実践しはじめると、すぐではなく、数年後に強い排毒反応がおとずれるのは、道理であったのではないかと思うのです。私自身も『基礎編』で述べていますが、食養の実践後一五年目にして大きな排毒反応を経験しています。

乳ガンから肺に転移し、ステージⅣといわれた女性が食養を始めました。その女性は食養を実践してから三年間はまったく排毒反応らしきものがなかったのですが、四年目に突然のように胃腸からの排毒を経験しました。胃腸を通して肺や胸に溜まっていた毒素を排泄しようとしたのでしょうか。下痢や嘔吐を繰り返し、一週間近く食欲も出ずに排泄していたといいます。

排毒と排泄がひと段落すると排毒前よりもスッキリして、その後は以前よりも元気が出てきたというのです。その後この女性は肺への転移がありながらも十年以上元気に暮らしたのです。

そういった反応は病気療養で食養を始めた方に多く見受けられるのです。食養指導を通してそのような人たちを数多く見てきましたから、赤ん坊のオムツを洗いながら、命の道理と掃除や洗濯の道理は同じものだと感心したのです。

そして、断食においてもまた、その排毒反応には同じ道理があるようなのです。

はじめての断食でも強い排毒反応が現れることは少ないのです。断食を経験しながら、断食に慣れた体になってくると、体は芯の方から毒素を排泄しようとするのではないかと思います。年に何度かの定期的な断食と日々の食養で、細胞は短期間で本当にきれいになると思います。日々の食養と生活は毎日の小さな掃除と洗濯だと思います。そして、断食は中くらいの掃除と洗濯ではないかと思います。

その積み重ねによって掃除と洗濯のコツをつかみ、体力と生命力が培われると思うのです。大きな排毒反応を乗り越えるコツは、日々の食と生活、時々の断食に凝縮されていると思えてならないのです。

第5章 ガンの食養指導

桜沢如一は晩年、
『癌は人間の仇敵か恩師か』という書を記しています。
ガンを敵とみなして攻撃している限りは、
体質改善もなされないものです。
しかし、ガンから気づきを得て、食と生活が変わっていくと、
自然治癒力が高まって、体質改善が進むのです。

ガンとマクロビオティック

二〇〇一年、米国の対ガン協会が「ガン再発・転移予防のためのガン患者の食生活指針」という大掛かりな調査を発表しています。その中にマクロビオティック療法として、マクロビオティック実践者の大腸ガンに関して再発・転移がどの程度であったかということが評価されています。結論から言うと「有益な可能性を示す知見」と「有害な可能性を示す知見」が両方ある、ということなのです。マクロビオティックを実践して再発・転移しなかった人もいれば、再発・転移してしまった人もいるということです。

私はマクロビオティックを実践して約三〇年、指導するようになり約二〇年経ちます。その中で一万人近い人たちを診させてもらっているので、この結果はよく理解できるのです。自分に合ったマクロビオティックの実践でなければ、食を正したつもりになっていても、いい結果は得られないのです。

米国の対ガン協会が二〇〇一年に発表したのは、一九〇〇年代後半の調査に基づいたものです。その当時のマクロビオティックはどのようなものであったのか。もちろん米国での調査ですから、米国においての結果です。日本にはそのまま当てはまらないところもあるのですが、私の診てきた人たちにおいても、自分に合ったマクロビオティックを実践できたのか、できなかったのかが、大きなポイントになると思います。これが有益であったかどうかの分かれ道になると感じています。『基礎編』でも、この『実践編』でも述べていることですが、陰陽の目で観て自分に合ったマクロビオティックを実践することが、ガンを克服するために重要なことだと思うのです。

このマクロビオティックの実践の中に、心身改善の大きな一歩として断食もあるのです。繰り返しますが、『がんが自然に治る生き方』（プレジデント社）の著者であるケリー・ターナー氏は、欧米でも「ガンから劇的に寛解した人々、そして治療者は、断食をがん治療に取り入れています」と記しています。

私のこれまでの経験でも、マクロビオティックの実践者で断食を取り入れてきた人と取り入れてこなかった人のガンの発症、あるいは再発・転移の状況をみていると、あきらかに断食を取り入れてきた人の方がガンを遠ざけているのです。さらにいえば、マクロビオティックの実践までいかなくても、自然な食をして定期的に断食をしている人は、断食をしていない人たちに比べて病を遠ざけているようです。

では、ガンに罹った人が、治療としてマクロビオティックと断食で克服にまで至る例がどれほどあるのか、考えていきたいと思います。

まずは私の十年来の知人が和道の半断食合宿に参加された時の感想を紹介します。この方は前立腺ガンを患い、自然療法を始め、その中でマクロビオティックに出合っています。

——私がガンを宣告されたのは五九歳の時で、翌年の還暦にはガンを治癒して心身ともに元気で迎えることを念じつつ自助療法に専念してきた。それから一〇年が経った六九歳、来年古希を迎えるに当たり、身体の確認と浄化のためにこの合宿に参加した。

断食では排毒反応が起きると聞いていたが、合宿のカリキュラムについては全く予備知識がなく、期待と不安の中で一日目がスタートした。

興味深かった第一回目の食事が始まった。ハトムギと大根の入った玄米粥が茶碗に半分盛られ、副菜に薄く切った沢庵二枚と梅干の一片が添えられていた。

先生と生徒八名が正座して手を合わせ、僅《わず》かな量のお粥を口に運び最初のひと箸目は二〇〇回、次から一〇〇回噛んでいただくという予想外の方法だった。

口の中は唾液であふれ何度もごっくんごっくんと胃に送っていった。ひと箸口に運んでは箸を置き、目を閉じて玄米を味わう。まさに半断食道だ。磯貝道場が「マクロビオティック和道」と命名されたことに玄米をいただきながら頷いた。

噛むカウントから離れ、じっくりと玄米を噛みしめながら、この玄米のお陰でガンを消すことができ、その後再発もなく健康な日々を送ることができているこの有り難い恵みに涙が溢れた。

自分の身体と向き合うことにこれだけ集中したのは、ガンになり無我夢中で治した当時以来である。この合宿は何か新鮮だった。身体が愛おしく思えた。新たな気づきもたくさんあり、初心に戻らなければと思うことも多々あった。

自己中心な行動が過ぎてガンになり、自己中心だから玄米菜食が徹底できたとも言える。この食事に一〇年以上も付き合い支えてくれた妻の気持ちを思うと、感謝と申し訳なさとで極めて複雑な心境になる。食事の楽しみを私のために我慢してくれている。それが妻のためでもあると思ってきたが、それも一〇年経過して限界にきているようだ。

この合宿を機に今後の食事を見直す必要を感じたが、これ以上厳しくすることは妻にとってはとても耐えられないに違いない。二種類の食事を作ることはしたくない。二人のＨａｐｐｙな想いが一致する道を見出すことが、私に課せられたこれからの大テーマである。

人生の玄冬期に入る我々にとって、今後どのような食生活を歩むのか、何が幸せなのか、私に大きな課題を突き付けられた合宿でもあった。

磯貝様ご夫妻には本当にお世話になりました。貴重な体験をさせて頂いたことに心から感謝しております。本当にありがとうございました。

（東京都在住、60代男性）


この方は前立腺ガンのステージⅡの状態から食養を基本とした自助療法（自然療法）でガンを克服しています。いわゆる自然なやり方で完全寛解まで至った方です。ガンの治療におけるマクロビオティック（食養）の取り組みは人さまざまです。一切の西洋医療を施さずに自然療法のみで取り組む人もいれば、現代のガンの三大治療といわれる抗ガン剤、放射線、手術と並行して自然療法に取り組む人、または近年注目が著しい免疫療法と自然療法を併用する人などさまざまです。または病院で経過観察だけして自然療法に取り組む人もいます。この場合は、医師との相互理解がとても重要になります。

以前の私は、西洋医療に対してかなり否定的な考えを持っていましたが、一万人近い方を診てきて今考えるのは、多様な取り組みがあっていいということです。ガンが急激に大きくなってしまう急性期、あるいは腹水や胸水が急激に溜まり始める急性期に、一時的に抗ガン剤を使ってガン細胞を鎮め、その後、徹底して体を温め、自然な食と手当て、そして運動による自然療法でガンを克服している人もいるのです。

ガンを克服するポイントは自然治癒力を高め、ガン細胞を鎮めて、正常細胞を元気にすることです。ここに至るまでには本当にさまざまな道（方法）があります。その基礎となっているのが食養（マクロビオティック）であり、強力な後押しをしてくれるのが断食であると思うのです。

ガンと断食

ガン患者がどのように断食に取り組むのか、これはとても重要な問題です。

オートファジー（自食細胞）が腫瘍細胞を正常化させる働きがあると第１章や第４章で述べてき

ましたが、一方でガン細胞も自分の生き残りをかけてオートファジーを使ってガン細胞を増殖させてしまうこともあるようなのです。オートファジーが正常細胞に働きかけるのか、ガン細胞に働きかけるのか、その決め手になっているのが「冷え」だと感じています。

二〇一八年にノーベル生理学・医学賞を受賞された本庶《ほんじょ》佑《たすく》さんの開発したオプジーボは、免疫療法のひとつです。オプジーボは、免疫チェックポイント阻害剤ともいわれ、ガン細胞が放出する免疫細胞の働きを抑える物質をブロックするのです。

免疫療法の権威といわれた故・安保《あぼ》徹《とおる》さんは、免疫細胞の働きと自律神経が関係していることを世界で初めて解明した方です。安保先生は自律神経の副交感神経とガン細胞の抑制に働くリンパ球がより密接な働きをしていることを突き止めたのです。

免疫がうまく働かない状態の体は、実際にはどのような状態なのか。私の経験からも、安保先生たちの研究からも、体が「冷え」ていることだとがよくわかるのです。「冷え」そのものが免疫細胞の働きを邪魔しているのではないかと思うのです。

『基礎編』でも述べていますが、食養的には「冷え」にも陰陽があると考えます。白砂糖や南国の果物、コーヒーなどが影響している「陰性の冷え」と過剰な肉食（卵や乳製品、魚を含む動物食）が影響している「陽性な冷え」があります。ガンの冷えにおいても陰陽両方の冷えがあると思います。

免疫療法のオプジーボも、効果のあるガンと効果のないガンがあるといわれますが、これもガンにも陰陽があることを物語っていると思うのです。オプジーボの原料は、死産または中絶した人間の胎児の骨髄を利用して作られているということです。人間の胎児の骨髄をラット（ねずみ）の卵巣で増殖させたものがオプジーボであるといいます。ということは、これを陰陽でみるとものすごい陽性な物質ということです。ですから、陰性なガンには確かに効果があるのではないかと思うのですが、しかし一方、陽性なガンには効果を示さないのではないかと想像するのです。

マクロビオティックでは、中庸な状態では体は温かく、自然治癒力や免疫力が高いと考えています。「陰性な冷え」には陽性な手当てを、「陽性な冷え」には陰性な手当てをするのです。ガンの手当てでは体を徹底して温めるのですが、温める方法は体の状態によって変化するのです。「陰性な冷え」であれば梅生番茶、たんぽぽコーヒー（たんぽぽの根を乾燥させて焙煎したもの）、みそ汁、みそ煮込み料理などで体は温まってきます。

一方で「陽性な冷え」であれば、椎茸スープ、第一大根湯、野菜スープ、温めた果汁、香辛料を効かせた温かい季節の野菜料理などで体は温まるのです。どちらの冷えかわからない時は、先に挙げた陰陽両方の飲み物や料理を同時に味見してみると、どちらかの方がおいしく感じるはずです。私の経験では、特に現代のガンにおいては、「陽性な冷え」が多く、温かい陰性な飲み物や食べ物で体が温まる人が多いと感じています。実際に、オプジーボで効果のあるガンはひじょうに少ないといわれていますから、これも陽性なガンが増えているからだと食養では考えています。

断食は体に危機感を与えてオートファジーの機能を高めてくれるのですが、これをガン細胞の増殖ではなく正常細胞を増やす方に働きかけるには、体を冷やさずに温めながら断食をしていくことが重要だと感じています。実際に私の診てきた人たちも、体を冷やさず断食に取り組んだ人は体調が良いのです。体をよく動かし、生姜シップなどの温熱の手当てで徹底して体を温めながら断食に取り組みます。そして、第1章から何度も述べていますが、回復食において体の陰陽に合った飲み物と食べ物をいただいて中庸を保つのです。

回復食を含めた断食を定期的に繰り返すこと、そして徹底して体を温めることで、ガンにおいても大きな治療になると確信しています。

乳ガンと乳製品の因果関係は？

過去一万人近くの人の食養相談をさせていただいた中で、三人に一人がガンでした。そのガンの食養相談で最も多いのが乳ガンです。

一九九〇年代に世界四〇カ国で、国ごとの乳・乳製品の消費量と乳ガンの発生率の関係を調べた研究があります（『Medical Hypotheses』ジェイン・プラント著、佐藤章夫訳『乳がんと牛乳』径書房、二〇〇八年）。乳製品の摂取量が増えると乳ガンになるリスクが高まっており、私の経験でも乳ガンになる方は総じて乳製品の摂取が多いのです。

乳製品の消費量と乳ガンの発生率

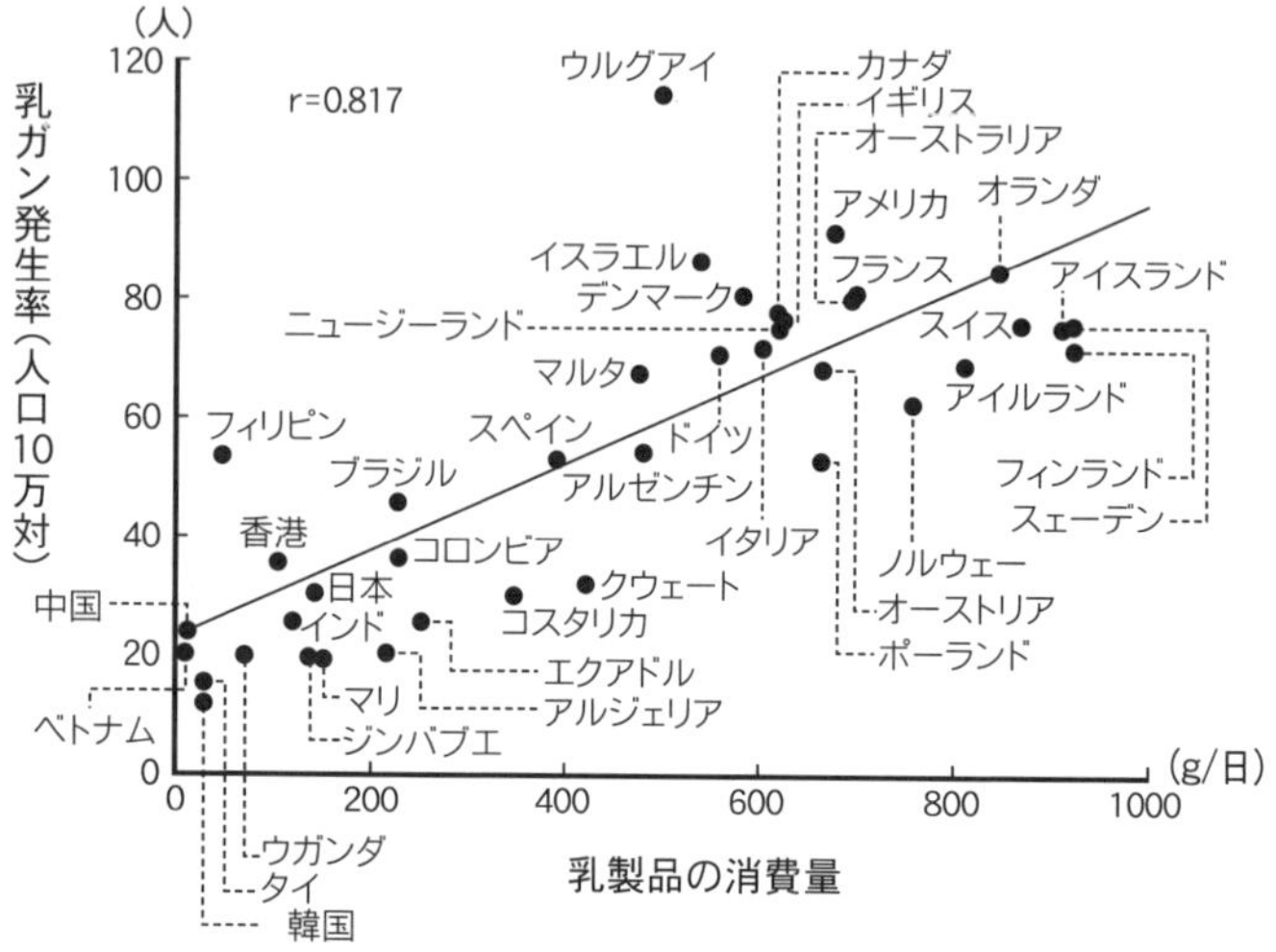

Medical Hypotheses 2005。

乳製品は牛乳として飲まれるだけでなく、バター、チーズ、クリーム、ヨーグルト、粉ミルク、練乳など、多種多様な食品に使われています。現代人は、乳製品を食べているという自覚なしに、乳製品を口にしている人が多いのではないでしょうか。さらにケーキや菓子パン、さまざまな洋菓子類には乳製品と一緒に砂糖、人工甘味料、鶏卵などが使われます。

現代の酪農はホルモン剤と抗生物質抜きには成り立たず、現代人は乳製品を通してもその影響下にあります。

望診では、体の上部にできるガンは下部にできるガンと比べて陰性であるという見方をします。子宮ガンや大腸ガンに比べて乳ガンや肺ガンは陰性だと考えるのです。また、体の左側にできるガンは右側にできるガンよりも陰性という見方もします。肝臓ガンに比べて膵臓ガンの方が陰性だと考えます。だから右の乳房にできるガンよりも左の乳房にできるガンの方が陰性です。

ガンだけでなく、さまざまな疾患でも発症する部位によって陰陽があります。しかし、もっと大局的にみると、ガンそのものが動物性食品に起因していると思います。現代のガンの多くが動物性食品の摂取過剰から来ているのを、正食療法を通しても実感しています。ガンにはベースに動物性食品があり、その中で細かな陰陽があると考えた方がいいでしょう。

乳ガンは大腸ガンや子宮ガンに比べて陰性とはいっても、動物食がベースでできているのですから、正食療法でも過去に摂った動物性の分解排毒を促す陰性な食品を摂った方がよいのです。

乳ガンはシコリの硬さでも陰陽があります。シコリの硬さが強くなればなるほど陽性。陰性が強くなればなるほど崩壊浸潤《しんじゅん》していきます。乳房が溶けていくのが陰性の乳ガンです。シコリは硬いけれど多発的に転移する、というのは陽性とともに陰性でもあると考えます。

乳製品は他の食品に比べて、ミルクそのもので摂るのとチーズやバターにして摂るのでは陰陽が大きく違います。チーズそのものでも軟らかいものから硬いものまで陰陽さまざまです。さらに、洋菓子になって砂糖や鶏卵など陰陽の強い食品と抱き合うことで、病状をさらに複雑なものとします。

花咲ガンと呼ばれる乳ガンがあります。瘤《こぶ》のように盛り上がった乳ガンの先端に花が咲いたように皮膚が崩落して開いたようになり、体の中の膿が出続けるようになります。これも陰陽が複雑に絡み合ったガンではないかと思います。

乳ガンの食養指導

ガンの一般的な食養手当て法は、生姜シップと里芋パスターを患部の状態に応じて行っていきますが、特に乳ガンに関しては、患部への手当ては多くても週に一度ほどにします。週のほとんどはお腹へ生姜シップを施《ほどこ》します。腹部は骨に囲まれておらず血液に一番アプローチしやすいのです。血液を効率的に温めることでガン細胞にも徐々に温かい血液が流れます。

乳ガンは肺やリンパ、子宮や卵巣、骨などに転移しやすいのですが、これらの時にも腹部を温めることが基本になります。腹膜や腸などに転移している場合は、腹部に生姜シップを施した後、里芋パスターを貼ります。腹膜や腸への転移がなければ腹部には生姜シップのみでよいでしょう。

腹部への生姜シップは原則、一時間以上施します。二時間、三時間施しても大丈夫な場合もあります。気持ちよく、眠りが促されるような手当てが最良です。食養手当て法は眠りを促して副交感神経を高めるのも大きな目的のひとつです。

乳房への生姜シップは患部がほんのり赤く温まればそれで終了とします。人によっては、数回タオルを交換しただけで、一〇分前後で赤くなる人もいれば、三〇分以上温めても赤くならない人もいます。一時間近く温めていても患部が赤くならない人は里芋パスターを貼らずに終了します。そのような人は当面、腹部への生姜シップのみでよいでしょう。

患部が赤くなる人は、生姜シップを終えるのと同時に里芋パスターを貼ります。生姜シップの準備と並行して里芋パスターも準備しておき、生姜シップ終了後に里芋パスターを貼ります。

生姜シップの他にもビワ葉温灸、焼き塩、みそパスターなどの温熱手当て法があります。

いろいろ試して合う合わないを感じることが大切です。ただ、血中の酸素濃度を高める生姜シップを中心に手当てを試すことが大事だと私は感じています。

ガンの食箋では多くの場合、塩断ちをすすめることが多くなりました。塩断ち料理は、塩、しょうゆ、みそ等、天然のものであっても塩分を一切使わない調理法です。

ガンの陰陽の度合いをみて、塩断ちの期間をどの程度行うか、調理の火の入れ方をどの程度にするか、陰陽の食材の選び方などで総合的な調理の陰陽をはかります。多くの場合、塩断ちは一時的ですが、陽性さが強ければかなり長い期間に及ぶこともあります。

乳ガンでの塩断ちに関しては、大腸ガンや前立腺ガンなど陽性の強いガンに比べれば、塩断ちの実践期間は月に数日間ほどという場合がほとんどです。また、排毒反応として強い症状が出た時は、一時的に数週間塩断ちを行うこともあります。

『基礎編』でも述べましたが、塩断ちの実践は、塩が体に悪いから摂らない、というものではありません。塩は人間にとってなくてはならないものです。塩がなくては生きていけません。しかし、ガン細胞には、毒素と一緒にナトリウムが抱き合うようにしてあります。ガン細胞を分解排毒するひとつの方法として、一時的に塩断ちを実践することで血液の塩分濃度を下げて、人体の恒常性（ホメオスタシス）によってガン細胞からナトリウムとともに毒素を溶け出させるのです。

ガンの種類によって、排毒には鍵と鍵穴があります。蓄積している毒素をじょうずに分解排毒するような食べ物や飲み物を適量、場合によっては大量に摂る必要があります。乳ガンの陰陽によりますが、生姜やワサビを大量に摂って浮腫《むくみ》や胸水の排毒反応を乗り切った人もいます。

ガン細胞が排毒されて体外へ排出されると、塩分や玄米を摂ると体がひじょうに元気になってきます。しかし、陽性な排毒反応が強い時に、塩分や玄米を摂ると逆効果なことが多々あります。玄米クリームや玄米スープを摂って病状が進行することもあるのが、現代のガンの特徴でもあります。

乳ガンに限らず、現代の病気は陰陽両極端になっています。多くの病気が陰陽両極端を抱えていると言っていいでしょう。塩断ち食や陰性の強い香辛料などを陽性の毒消しに使って、自然な塩を入れても大丈夫な体を作っていくことが現代の食養の重要なところです。

【乳製品の分解排毒を促す食品】

にんにく、バニラ、シナモン、コショウ、セリ、パセリ、セロリ、バジル、レモン、ペパーミント、ブロッコリー、カリフラワー、ぶどう、ワイン、ワインビネガー、リンゴ酢

胃ガンと砂糖の因果関係

日本人のガンの中で一番多いのが肺ガン、二番目に多いのが胃ガンです。胃ガンは肺ガンに比べ進行は遅いといわれますが、スキルス性胃ガンになると、進行は早いといわれます。私のところにも胃ガンの食養相談は多いです。

症状の陰陽の差が大きいのが胃ガンの特徴ではないかと感じています。陰性症状の強い胃ガンと陽性症状の強い胃ガンがあります。肺ガン、大腸ガン、乳ガンなど他のガンでも、陰陽それぞれの症状がありますが、胃ガンは特に陰陽の差が大きいのです。

胃は消化器ですから、胃ガンを発症したということは、食べ物の消化に過剰な負担をかけていたということです。食事の量と内容、食べる時間とその状況も大きな要因です。

ある日のことです。夜、松本清張のドラマを見ながら食事をしたら、次の日、胃がもたれて大変なのです。夜一〇時を過ぎての食事ということもありましたが、松本清張のドラマは心安らいで見られるものではありません。重く、オドロオドロシイ内容のドラマを見ながらの食事では、胃は食べ物を受け入れるどころではなかったでしょう。ストレスが胃に大きく影響するというのはよく知られ、実感をともなった事実です。

胃の消化の特徴は、主にたんぱく質を消化分解する働きに長けています。日本人はたんぱく質と脂質の消化分解能力が西洋人ほど強くありません。

身土不二、日本の風土は西洋に比べ、たんぱく質も脂質もそれほど必要ないのです。全粒穀物を中心とした炭水化物と野菜と海藻、天然醸造調味料と発酵食品で十二分にエネルギーを得ていたのです。それが明治以来、特に戦後になり、動物食に不得意な日本人が動物食をすることで、ガンが驚異的に増加しているのです。

師の大森英桜は、日本人に胃ガンが多いのは副食に白砂糖を使うことが大きく影響していると言いました。一方、米国では食事からよりも、飲料からの白砂糖の摂取が多いために大腸ガンが多いのだと言っていました。大森の言うこれらのガンはいわゆる陰性のガンです。砂糖（特に白砂糖）は粘膜から組織や細胞を溶かし、赤血球まで溶かしていきます。

陽性のガンの特徴は、肉腫をともない、組織や細胞の硬化と炎症を起こします。スキルス性胃ガンは粘膜の溶解がほとんどなく、胃の粘膜下で肉腫（腫瘍）が浸潤していくといわれます。そして、胃の粘膜は硬化し、消化力を奪われて、食物を食べることができなくなっていくというのです。

ガンだけでなくすべての病気にいえることですが、陰陽二者択一はできません。

昔多かった溶解溶血性の陰性のガンと、現代増えてきた肉腫硬化炎症性の陽性のガン。胃ガンといっても陰陽どちらの要素が強いのか。ガンにおいても陰陽の塩梅によって、食事と手当て、生活が変わってきます。

陰性の胃ガンの食養指導

陰性の胃ガンの人は、唇（特に上唇）が厚く、色が薄い傾向にあります。顔全体も色が薄く、貧血が著しいのです。食欲がなく、体全体が冷えています。覇気もなく、声もか細いものです。大便はゆるく、時々下痢をします。腕の力が弱く、手の力も入りにくくなってきます（肺ガンも腕の力が弱くなることがあります）。

陰性の胃ガンの食養生で最も大事なことは徹底して噛むことです。玄米ご飯、雑穀入り玄米ご飯などを圧力鍋や土鍋などで炊くとよく噛めます。ごぼう、れんこん、大根などの根菜の煮物あるいは炒め煮などもよいでしょう。昆布、わかめ、ひじき、あらめ等の海藻もしょうゆ味でよく煮しめていただきます。

玄米ご飯にふりかける黒ごま塩も大切です。たくあん、梅干は伝統的な作り方のものをいただきます。現代一般にいわれる食塩と胃ガンの関係は、海の塩からかけ離れた精製度の高い塩化ナトリウムでの話であって、多様なミネラルを含んだ自然な海塩で胃の粘膜を損傷させることはまずありません。

みそ汁は一日一杯から二杯、好みに応じていただきます。陰性の胃ガンの場合、出汁は昆布出汁を中心にします。干し椎茸の出汁は体調に応じて使います。みそは豆みそと麦みそ半々を基本にしますが、体調によって調整することはひじょうに大切です。

飲み物は三年番茶を基本に、よもぎ茶、たんぽぽコーヒーなどもよいでしょう。

主食に玄米ご飯ばかり食べていると胃がもたれることがありますから、温かいそば、くず練りなどを組み合わせることも大事です。

陽性の胃ガンの食養指導

食養相談を行っていて、実感として、陽性の胃ガンが増えています。

胃ガンに関してだけではなく、他のガンでも陽性のガンが増えてきています。白砂糖や人工甘味料の消費量以上に、肉、卵、乳製品などの動物食の摂取量の方がけた違いに多いからではないでしょうか。

陽性の胃ガンの人の唇は厚くなく、薄い人の方が多いです。唇の色はどす黒く、顔色も黒ずんでいます。胃粘膜の硬化から食欲不振があり、吐き気や胸やけもあります。大便は硬く、黒色便が多いです。

陽性の胃ガンの食養生で最も大事なことは、野菜を大量に食べることです。生野菜、温野菜、野菜スープなど、口に合うものでよいので、大量に食べることです。体の冷えに応じて、生か火を入れたものを選んでいただきます。季節によって左右されることも多々あります。

主食である穀物は、玄米に大根とハトムギを入れたお粥を週に数回いただきます。食べておいしいようであれば、毎日このお粥でもよいでしょう。手打ちうどん、生うどん、ほうとう、すいとん等の小麦製品を時々主食にしてもよいです。お粥が物足りない人は、五分搗《づ》きのご飯を中心にしてもよいでしょう。

とはいえ、陽性の胃ガンの人は野菜を大量に食べますから、量的には野菜が主食になります。キャベツ、白菜、小松菜などのアブラナ科野菜は特によいです。大根、玉ねぎ、長ねぎ、じゃがいももよいです。りんごのくず練りやりんごジュースのくず練りを間食にするのもよいでしょう。

塩分に関しては極力控えます。時々、塩断ちをして、硬化した細胞を強力に緩めてあげることも必要です。

みそと胃ガン

前述したように、みそは身礎（みそ）であると食養では考えています。

みその有効性についての科学的な研究があります。

動物実験でネズミに放射線を照射して肝ガンを作った時です。みそを一〇％含んだ飼料と含まない飼料を与えた群を比較すると、みそを食べた群では肝ガンの発生率が三分の一に減少したといいます。さらに発ガン物質を投与した胃ガンの実験でも、みそは抑制効果を示したというのです。

一口にみそといっても、含まれる有効成分は多種、多彩です。みそは大豆を発酵させた食品で、その過程ではいろいろなたんぱく質や酵素が生まれます。これらの研究では、みその有効成分を約千種類程度と推定しています。

研究ではレモンなどの植物にも含まれる高分子化合物のフラボノイドに注目しました。フラボノイドの一種であるバイオカイニンAという物質をネズミに投与すると、肝ガンの発生率が低下したというのです。

研究者らは、バイオカイニンAやゲニステインといったフラボノイドを、試験管内で培養されている胃ガン細胞に投与してみました。興味あることに胃ガンの中でも極めて悪性度の高いスキルス胃ガン細胞だけが死んでしまったのです。アナウンサーでタレントの逸見政孝さんを死に追いやった胃ガンです。

みそは、ガン予防効果のほか、放射性物質の排せつ作用、放射線障害に対する防御効果も動物実験で証明されています。

多くのみその研究では、みそから取り出したフラボノイドに代表される抗酸化物質が研究対象になっています。ガンの抑制にみそが効果的であるという研究があるとはいえ、味覚本能を無視して大量に食べ続けるのは問題もあります。みその摂取は、食後に喉が渇かない程度が適量です。食後に喉が渇くのは、みそだけでなく全体の食事の塩分が強いということでもあります。

私の食養指導の経験では、みそはみそ汁で一日一～二杯いただくのがよいのではないかと考えています。もちろんこれも味覚的においしいと感じることがひじょうに大切です。

大腸ガンの食養指導

牛肉一キロを作るのに牛のエサとして穀物が一一キロも必要だといわれます。豚や鶏はそこまでの穀物を必要としないまでも、大量の穀物を浪費しなくてはなりません。肉食そのものが過剰なエネルギーを無駄遣いしているといっても過言ではないのです。

エネルギーの無駄遣いを私たちに警告しているのがガンだといえるのではないでしょうか。

肉食の増加とともに増えてきたガンの一つが大腸ガンです。二〇〇六年の米国国立ガン研究所が発表した「食肉摂取量と大腸ガン発症率の関係」を見るとよくわかります。このデータは一九九〇年代後半にまとめられたものです。二〇一八年には日本人の大腸ガンは一〇万人あたり四〇人を超えていますから、二〇年前のニュージーランドを上回ることになります。

大腸ガンと肉食の関係はデータ上からもよくわかります。食養指導においても、過去に摂取した肉食でできた血液や細胞をいかに解毒していくかというのが大きな問題です。大腸ガンの食養指導でも、断食と塩断ちを組み合わせていくことがとても重要です。再三述べていますが、断食における病気別の取り組みの違いは、断食の期間と回復食の内容です。大腸ガンだけでなく多くの病気に

食肉摂取量と大腸ガン発症率の関係

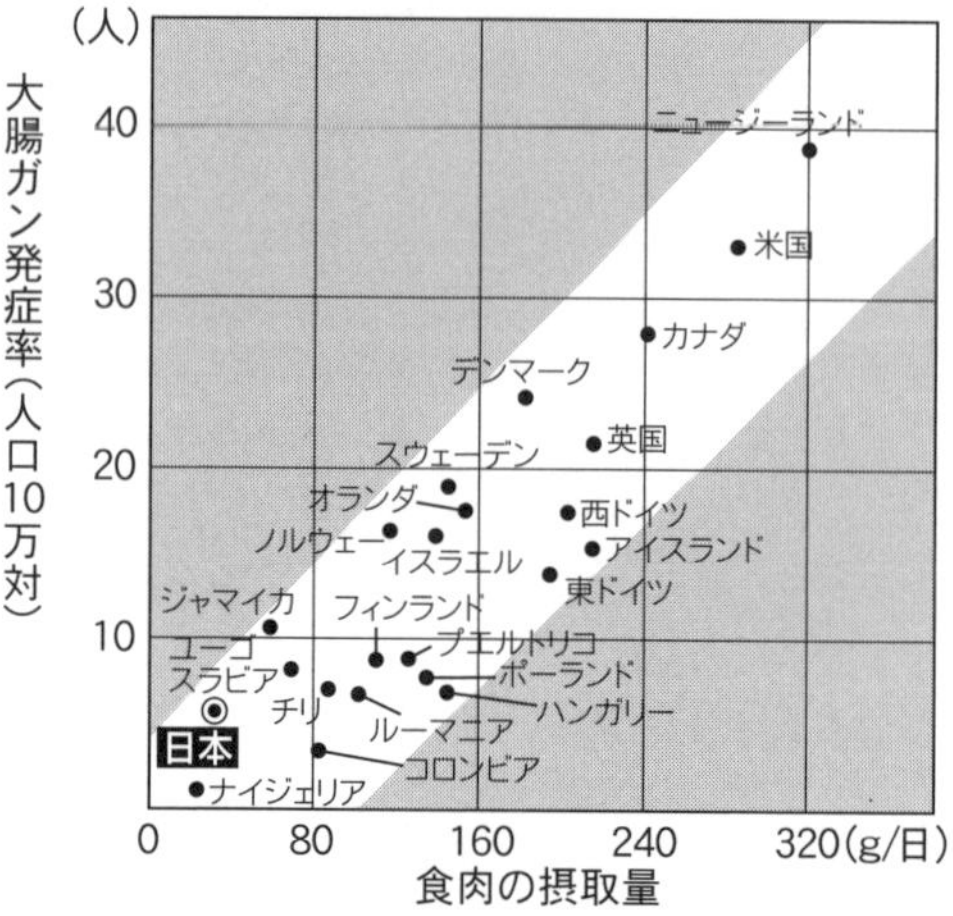

1人1日あたりの食肉摂取量が多い国ほど大腸ガンの発症率が高い傾向がある。
米国国立ガン研究所2006年資料“Understanding Cancer Series: Cancer and the Environment”より改変。

おいても、回復食で本くずを活用することはしばしばです。くず湯、りんごジュースのくず湯、くず練り、りんごジュースのくず練りなどは断食の回復食では定番です。大腸ガンは特に整腸作用のある本くずを多用します。

キャベツ、大根、玉ねぎ、にんにく、生姜は大腸ガンでは特に多用する野菜です。肉食から造られた細胞はナトリウムも多分に含まれていますから、基本的に塩分は薄くてよいのですが、体調に合わせ、味覚を大事にして好む塩分量でよいでしょう。一度、数日でも塩断ちをすると自分にとって本当に必要な塩分量がわかるものです。

外用の手当てではお腹と腰に生姜シップをします。生姜シップで体の前後から腸を徹底して温めます。ガンは熱に弱いですから、血液を温めて、細胞の芯から徹底して温めるのです。ただ、ガンは体の外へ排出されようとする時に熱を出すことがあります。風邪のような熱と違って発熱の感覚はないのですが、熱を計ってみると三八度前後ということがあるのです。それも人によって数カ月続くこともあります。こんな時に生姜シップをすると、気持ちはいいのですが、生姜シップを続けていくとのぼせ感も出てきます。そんな時にお腹や腰に里芋パスターを貼ると、ガン性の熱が中和されていきます。のぼせ感もなくなり爽快感が出てくるのです。

大腸ガンだけでなく、ガン全般にいえるのですが、断食・塩断ちを組み合わせ、日々の体に合った食養と手当てをコツコツ続けていくことが大切だと思うのです。そして、自分に合った運動や瞑想をみつけて、これらもコツコツ続けていくことです。

体の熱は、熱源が食物であり、筋肉が製造場所になっています。食べ物の吸収と造血を促すのが断食です。そして、体に蓄積した毒素の排毒を促すのも断食であり、塩断ちです。

子宮ガンの食養指導

ある日突然電話がかかってきて、女性の声で「大量の不正出血をして貧血になっている」というのです。電話越しに息も絶えだえ、ただ切迫感ある声でどうしたらいいかと尋ねてきます。じっくり話を聞く間もなかったのですが、持病を確認すると子宮頸ガンだといいます。子宮頸ガンのステージⅢで、子宮の頸部から出血したのではないかというのです。

電話越しにそれも緊急であったので細かい食養指導はできなかったのですが、とりあえず止血をしなくてはなりません。食養の止血法には「よもぎ」があるのですが、これはさまざまな出血に効果があります。よもぎの粉末を大さじ一杯、くず湯に溶いて飲んでもらいました。最初の一杯だけでも出血が減ったといいます。そして、その日に合計三杯のよもぎ粉末入りくず湯を飲んだら完全に止血したというのです。

よもぎは、切り傷、擦り傷などの外傷にも止血効果がありますが、服用しても体内の出血に対して力を発揮します。大腸ガンなどが原因の大腸からの出血に対してもよもぎは止血効果があります。

子宮ガンの特徴は、私が診てきた経験では、他のガンよりも体の芯から冷えているというのを感じます。子宮そのものが女性の体の中では芯の部分といえますが、そこが冷えているためにガンになったのではないかと思うのです。

繰り返し述べましたが、冷えについても陰性の冷えと陽性の冷えがあります。子宮ガンにおいても陰性の冷えと陽性の冷えがあります。食事の心得としては、陰性の冷えであれば陽性な食事、陽性な冷えであれば陰性な食事を中心にしていくことです。

手当てについては下腹部を徹底して温めるのですが、それに加えて、臀部（お尻）もよく温めることが必要だと感じています。婦人科に問題のある人は臀部（お尻）も冷えていることがひじょうに多く、子宮や卵巣に問題を抱えている人の臀部を生姜シップで温めるとすごく効果があるのです。

大根干葉湯（大根の葉を陰干ししたものを煮出した湯）の腰湯も婦人科系を集中的に温めるのに

よいでしょう。腰湯はベビーバスなどを使って行うのですが、なかなか実行が難しい場合は半身浴でもよいです。大根干葉湯には塩を入れる場合と入れない場合がありますが、両方に入ってみて、より温まる方を継続したらよいでしょう。また、生姜湯の半身浴も試し、大根干葉湯と生姜湯、どちらが温まるかを試すのも大切です。

毒素の分解解毒は鍵と鍵穴の関係ですから、自分の体に合った手当てを探すことはとても意味があります。私たちの体は固定的ではないので、鍵穴も変化します。以前は大根干葉湯の方が温まったのに、生姜湯の方が温かく感じるように変化することもよくあります。塩入りの大根干葉湯から塩なしの大根干葉湯の方がよくなることも珍しいことではありません。

悪性リンパ腫の食養指導

ガンの種類によってどのような食べ物をよく食べてきたのか、多くの人の食養指導を通して見えてきたことがあります。アイスクリームや清涼飲料水などの冷たいもの、ケーキやシュークリームなどの洋菓子をよく食べてきた人に悪性リンパ腫が多いのです。

冷たくて甘いものというと真っ先に思い浮かぶのが、アイスクリームになります。現代一般のアイスクリームは乳製品と白砂糖（最近は人工甘味料が増えてきた）を中心に作られます。白砂糖は体を冷やす働きがものすごく強いのです。

一方で、牛の乳・ミルクは私たち日本人にとっては陰陽両極端な要素を孕んだものです。牛は冷涼な環境を好みます。日本では北海道や東北を中心に酪農が盛んです。関東以南でも酪農はありますが、多くは高地の冷涼なところで営まれています。牛の体温は人間よりも高く、かつ体も大きいですから、体は蓄熱しやすく、冷涼な所でないと生育が難しいのです。

牛だけではありませんが、乳というのは母親の血液が変化したものです。ですから、牛乳は牛の血液が変化したものです。乳は脂肪やたんぱく質、糖質、そしてさまざまなビタミンやミネラルなど栄養の宝庫です。ですから子どもの成長には乳は欠かせないのです。

しかし、牛乳は牛の子どもの食べ物です。本来、人間の食べ物ではないのです。ですから牛乳は人間の血液組成と微妙に違います。三大栄養である脂肪、たんぱく質、糖質、さらにはビタミンやミネラルの配合も、人の血液と牛の血液では違いがあるのです。

私たちの体に流れるリンパ液は、脂肪を多分に含んだ血液といわれます。白い血液という人もいますが、脂肪を主な原料として造られているのです。このリンパ液によどみが生じ、腫瘍と化したのが悪性リンパ腫ではないかといわれます。白砂糖などの単糖類は、特に体の中で脂肪として蓄積します。さらに乳製品の脂は牛の体温の三九度前後で活性化していますが、人間の体温三七度弱の体に入ってくると、活性を失い塊《かたまり》を作ってしまうのです。

そもそも、私たちはアイスクリームや清涼飲料水、ケーキやシュークリームなどの洋菓子をなぜ欲するのでしょうか。

陰陽でみれば、欲する私たちにも陰陽の偏りがあるからなのです。体を冷やす白砂糖を欲するのは、体の芯に強い陽性を抱えているとみることができます。悪性リンパ腫で和道に来られる方の多くが体の芯に強い陽性を抱えているのです。

四〇代の女性で悪性リンパ腫になり和道に来られた方は、三〇代の頃からお腹に小さな塊があるのに気づいていたといいます。その塊は出たり消えたりしていたから、あまり気に留めていなかったというのです。三〇代の頃からリンパ節の腫れがあったのだと思います。

日本は風光明媚で、自然が豊かな環境です。夏になると草刈りが追い付かないくらい草が生えてきます。作物も手をかければ多種多様な穀物や野菜が育ちます。さらに海に囲まれていますから海藻は豊富です。そんな土地に、北ヨーロッパで盛んであった酪農を持ってくるのは、身土不二の観点からはナンセンスであったのです。さらに日本は高温多湿でもありますから、そんな環境で乳製品を過剰に摂ったら、体の中のリンパ液は濁り、塊を作るのです。この塊が大きくなり、多発的にできてしまったのが悪性リンパ腫です。

悪性リンパ腫の食養指導も他のガンと同様、徹底して体を温めることです。そして、体の中にできた脂肪の塊を分解解毒していくことです。体を温めながら断食や塩断ちをすることもとても重要です。ただ、脂肪を分解しなくてはなりませんから、塩断ちの時には油は極力控えます。

脂肪の分解に長けた、干し椎茸やきのこ類を多用するのもいいでしょう。先ほど、「乳製品の分解排毒を促す食品」を紹介しましたが（１６８ページ）、悪性リンパ腫の人にはとくに必要だと思います。

また外用の手当てでは、体の免疫は腸に集まっていますから、腸を温める意味で、お腹と腰を徹底して生姜シップなどで温めます。そして、リンパ腫のあるところは急性期には熱を持つことがよくあるので、その時には里芋パスターで熱を吸い出してあげます。

悪性リンパ腫が進んで、胸の下に握り拳よりも大きなリンパ腫ができた女性に里芋パスターを貼ったら、熱が引いていくのです。胸部のリンパに問題が出てくると呼吸困難になることが多いのですが、里芋パスターで熱が引くと呼吸が楽になってくるのです。

陰性の白血病と陽性の白血病

悪性リンパ腫はリンパ液の問題が顕在化した病気ですが、白血病は血液の成分のひとつである白血球の問題が顕在化した病気です。

血液の中で一番成分が多いのが赤血球です。赤血球はさまざまな細胞や組織の原料になっていますから、いわゆる体の中の建築屋的存在です。一方で、白血球には体の中のばい菌やウイルスなどを浄化する働きがありますから、掃除屋的な存在といえます。

この白血球に異常が出たのが白血病なのです。

一万人近い人への食養指導の中で、白血病の人も数多く診てきました。すると体質的・体調的に陰陽が分かれるのです。陰性な白血病の人もいれば、陽性な白血病の人もいます。色白で体は華奢《きゃしゃ》、顔は細長く、目が大きい人は陰性の要素が多いのですが、色黒で体はガッチリし、目の細い人、陽性の要素が多い白血病の人もいます。しかし、白血病の人は共通して顎が細いのです。顎が太くガッチリした人で白血病になった人は少ないのです。稀にそういう人でも白血病になることもありますが、回復も早いものです。顎がしっかりしているというのは胃腸が強いことを示しています。この辺のことは前著『基礎編』の第1章で詳しく述べています。

陰性の白血病は、白砂糖や南国の果物などを多く摂り、血液を薄くしてしまった状態だと思います。

一方で、陽性の白血病は肉食が多いため、小腸の絨毛が硬くなり、造血力が落ちた状態だと考えています。肉食は過剰になると極陽性の体を造りますから、小腸の絨毛も硬くなるのです。白血病の人は、人相をみると顎の細い傾向がありますが、顎が細いというのは消化力が強くないことを示していますから、高たんぱくの食事は胃腸にとってはとても強いストレスです。

陰陽どちらの白血病にも断食はとても意味のある体質改善になります。陰陽によって回復食は異なったものになりますが、断食はとても重要です。

塩断ちに関しては、陽性の白血病にはとても効果的ですが、陰性の白血病には向いていません。実際に陰性の白血病の人が塩断ち食を食べようと思ってもなかなか箸が進まないのです。逆に、塩断ち食がおいしく感じ、何日も塩断ちができるようだと、陰性の白血病ではなく陽性の白血病の可能性があるのかもしれません。

食養では消化器、特に小腸を造血器官と考えています。小腸の絨毛が擦り切れた状態が多くの病気の元なのですが、白血病もまた小腸の病気ではないかと私は考えています。高カロリー、高たんぱく、高糖分の、世間でいわれる高栄養の食事を続けていると、小腸の絨毛は自らが栄養素を確保しようとして絨毛を伸ばさなくても、勝手にどんどん栄養素が入ってきてしまいます。その結果、小腸の絨毛は擦り切れ、造血力が低下していくのだと思うのです。実際に高栄養を続けた鶏の小腸は、自然食の鶏の小腸に比べて極端に絨毛がなくなっていることが報告されています。

白血病においてもまた、腸を整えることがはじめの一歩になります。はじめの大きな一歩に断食があると思うのです。

断食と化学療法の併用もありうる

ガンを患っているマウスに絶食させたところ、腫瘍が弱体化し、化学療法の効果も上がったとする研究があります。

米国・南カリフォルニア大学のバルター・ロンゴ教授（老年学・生物科学）らは二〇〇八年に、絶食は正常細胞を化学療法から守るとした研究成果を発表しているのです。

同教授のチームは、絶食によってガン細胞が脆弱になることを示すため、ガンの種類を乳ガン、悪性黒色腫（メラノーマ）、神経膠腫（グリオーマ）、ヒト神経芽細胞腫に広げてマウスで実験したといいます。

その結果、すべてのガンで、絶食と化学療法を組み合わせた場合は、化学療法だけの場合よりも生存率が高く、腫瘍の成長が遅く、さらには腫瘍の転移の程度が低かったというのです。

二〇一〇年の乳ガン、尿路ガン、卵巣ガンなどの患者一〇人を対象にした研究で、化学療法の前二日間と後一日間に絶食した場合、化学療法の副作用が少なかったとする自己申告データが報告されています。

ロンゴ氏は「ガン細胞を打ち負かす方法は、ガン細胞を狙い撃つ薬を開発することではなく、絶食などで極端な環境を作り、ガン細胞を混乱させるということなのかもしれない」（米医学誌『Science Translational Medicine』二〇一五年二月八日）と述べています。

この章のはじめに述べましたが、ガンで自然療法に取り組む人で、西洋医学を併用しながらの人も少なくありません。免疫力を落とさない、あるいは落としても一定程度の免疫力を維持できるのであれば、化学療法・物理療法と併用して自然療法を行っていくことはできるのではないかと考えています。そのポイントになるのが、徹底して体を温める温熱療法と、回復食を上手に取り入れた断食ではないかと思っています。

卵巣ガンのステージⅢの女性が、断食と塩断ちと化学療法で急場をしのいだ例もあります。肝臓ガンから腸に転移し、腹膜播種にまで至った男性で塩断ちと化学療法で急場を乗り越え、その後、化学療法を卒業して自然療法で何年も元気に生きた人もいます。

ガンの進行とともに化学療法や物理療法（放射線治療など）が増えていくような方向は、免疫力を落として回復の見込みが薄くなります。しかし、それらを一時的な使用にとどめ、免疫力を高める自然療法を中心に取り組めば、進行ガンであっても回復する人もいます。生きるというのは希望があってこそだと思います。ガンから生還した人たちの生き方は希望そのものではないかと思うのです。

男性ホルモンと前立腺ガンと「声がれ」の関係

近年、前立腺ガンも他のガンと同様、急増しています。食生活の欧米化と動物食に含まれるホルモン剤と抗生物質が大きな原因となっているのではないでしょうか。

動物食は主に男性ホルモンを活性化しますが、成長ホルモン剤などを与えられて育った家畜動物の肉を摂ると、男性ホルモンが過剰かつ異常な働きを引き起こし、前立腺ガンを発症させるのではないかというのです。前述したプラントの『乳がんと牛乳』(径書房)の中にも乳製品から取り込まれたホルモン剤が男性の前立腺ガンを多発させていると報告されています。

陸上の家畜動物だけではありません。水中の養殖魚も同様、成長ホルモン剤を多用して育てられています。これらの養殖魚も前立腺ガンの原因となっていると考えています。

多くのガンでは食養において、原則的に完全菜食が基本となりますが、前立腺ガンでも同様に完全菜食を基本とします。ホルモン剤や抗生物質が使われていない動物性のものであっても、前立腺ガンの人は摂らない方が賢明です。しかし、食養でも、時と場合に応じて鯉、ウニ、牡蠣、小魚、塩鮭などを摂ることがあります。ガンの人でも体力が落ちた状態の時は、これらの動物性のものを一時的に摂ることによって体力を回復させることも必要です。ガンの食養では菜食が基本でも絶対ではありません。前立腺ガンも動物性食品が大きな原因になっていますが、体力が落ちた時には天然の魚介類で体力をつけることも必要ではないかと考えています。

とはいえ、前立腺ガンは動物食の過剰からくる陽性なガンといえます。ですから、過去に摂って蓄積した動物食から取り込まれた毒素を解毒排毒しなくてはなりません。

動物食が男性ホルモンを刺激して陽性な症状をさまざまに引き起こすと考えますが、食養指導からわかったことの一つに、「声がれ」があります。

前立腺ガンが進行、あるいは排毒反応が顕著となると、「声がれ」がひどくなることが多いのです。

男性ホルモンは体の筋肉や組織を硬くします。声帯の動きも硬くし、声帯の振動数が減少します。声帯の振動数によって声の高低が変わってくるのです。振動数が少なくなれば声が低くなります。前立腺ガンの進行あるいは排毒反応の時には、男性ホルモンが顕著に活性化して声帯の振動が低下し、「声がれ」を引き起こしているのではないかと思うのです。

現代医学では前立腺ガンの一般的な治療法としてホルモン療法があります。男性ホルモンを抑制するホルモンを補充するのです。

ホルモン療法をしている人では「声がれ」は稀です。ホルモン療法は根治療法ではなく小康状態を保つ療法です。食養療法では前立腺ガンの排毒時に「声がれ」はしばしば起こります。陽性の排毒反応ではないかと考えています。この時に、陽性な毒素を中和するような食事と飲み物、手当てを行うことで根治を目指すのです。

急いで根治を目指すと焦りに繋がり、良い結果とならないように思います。一〇〜二〇年かけて治していくという、ゆったりした気持ちで実践していくことが大事ではないかと思うのです。多くのガンは、食養を実践して一〇年以内は何度か大きな排毒反応があるものです。一〇年実践すると排毒反応も減り、心身が調和されたことを強く実感します。

前立腺ガンの食養指導

食養手当て法の基本は生姜シップと里芋パスターですが、前立腺ガンの場合は、陽性さが強ければ全身を生姜風呂で温めます。特に骨盤から下半身への骨転移のある場合は、生姜風呂への入浴がとても効果的です。生姜風呂でよく温めた後は患部や痛みのある所へ里芋パスターを施します。生姜風呂に入れる生姜はすりおろして木綿の袋に入れて風呂の中で揉み出します。生姜の量は痛みや症状に応じて変えますが、少なくても三〇〇グラム、多いときは一キロ以上入れる場合もあります。それほど陽性でない人が濃い生姜の風呂に入ると、脱塩しすぎてしまいフラフラになることがありますから要注意です。

入浴中から入浴後、気持ちいいと感じる程度の生姜量と入浴時間を見つけてください。生姜一キロの生姜風呂に一時間入り続け、それも一日に何度も入り、骨転移の痛みから解放された前立腺ガンの方もいます。

前立腺ガンに限らず、さまざまな手当てや食を通してガンの陰陽の度合いを見つけて、その人に合った食事と手当てをしていくことはとても重要なことです。

前立腺ガンの塩断ち

前立腺ガンはガンの中ではとても陽性度の高いガンです。しかし、前立腺ガンの中でも陰陽の度合いはさまざまです。

「声がれ」の強弱でも陰陽をはかれるのではないかと考えています。声がれが強くなればなるほど陽性の度合いが強くなります。また、前立腺ガンは骨に転移することが多いのですが、骨のどこに転移するかでも陰陽をはかります。

骨盤や大腿骨への転移よりも、膝や膝下の骨に転移する方が陽性だと考えています。体の下へ行けば行くほど陽性が強いのです。前立腺ガンだけでなく、原発のガンからどこに転移したかによって陰陽をはかることができます。

声の様子や骨の転移だけでなく、その他の症状とも複合的に診ていきます。白髪が多いか少ないか（白髪が多くなるほど陽性）、ホクロが多いか少ないか（ホクロが多いほど陽性）、左右どちらの足に強く転移があるか（右に多いほど陽性）など複眼思考はマクロビオティックの基本です。

繰り返し述べていますが、現代のガンには一時的あるいは短中期的に塩断ちが必要ではないかと思います。陽性が強いガンであればあるほど塩断ちの期間は長くなる傾向があります。前立腺ガンは乳ガンよりも陽性ですから、塩断ちの期間も長くなります。しかし、実際その期間はあくまで味覚や症状に応じて臨機応変に変えることが大切です。

一週間を目標に塩断ちをはじめても三日目にどうしても塩断ち料理が「おいしくない」ということもあります。どう工夫しても塩断ち料理が「おいしくなく」、箸が進まないような時は、塩気を入れます。これも以前に述べましたが、塩に害があるから塩分を摂らないのではないのです。一時的に排毒を促す場合に、それも陽性の排毒を促す時に塩断ちを行うのです。

前立腺ガンだけではありませんが、ガンの排毒反応の時、極端な食欲不振に陥ることがあります。何を食べても「おいしくない」「食べられない」という状態です。食欲は生命力です。生命力が落ちると食欲もなくなります。

しかし、排毒反応によって体が陰陽どちらかに極端に偏ると、日常食べていた食べ物が食べられなくなることがあるのです。

前立腺ガンの人で排毒反応時に「りんご」や「柑橘類」ばかりを食べて乗り切った人もいます。ブロッコリーやセロリをシナモンやカレー味で摂って回復した人もいます。数週間から数カ月、野菜や果物だけで、それも塩分も入れずに過ごして排毒反応を乗り切るのですから、相当陽性が強かったと思うのです。

排毒反応を乗り切ると、徐々に塩分や穀物も「おいしく」感じられるようになります。玄米や塩気が「おいしく」なると症状も落ち着き、安定した日常を送れるのです。

第6章

感染症——表大ナレバ裏モ大ナリ

感染症は細菌やウイルスが原因となる病気ですが、
細菌やウイルスは本来、人間とうまく共存してきました。
この関係が崩れたのが感染症です。
高度な文明社会を築いた人間と
細菌・ウイルスとの関係性が崩れてしまった原因を探すことが、
感染症対策の最も重要なことです。

二一世紀はウイルスの時代

師の大森英桜は、生前事あるごとに、二一世紀はウイルスの時代だと言っていました。

二〇世紀前半までは感染症においては細菌が中心でした。結核菌、ペスト菌、赤痢菌、コレラ菌などはあまりに有名です。抗生物質の登場で細菌感染における死亡率は急激に少なくなったといわれていますが、抗生物質の登場は逆に耐性菌の問題を新たに生み、耐性菌によって、日本では毎年数千人もの人が亡くなっているといわれます。

抗生物質がなくとも衛生環境の改善で、感染症の集団感染は防げるともいわれています。医学の進歩は、細菌やウイルスの解明に大きな役割を果たしてきましたが、感染症そのものについては、その予防と治療に効果を示しているかどうか、科学者の中でも意見が分かれます。

人間とウイルスは本来、共存関係にあります。胎児の胎盤を作るのにもウイルスは重要な役割を果たしているようですから、私たち人間はウイルスなしには存在しえないのです。胎盤だけではありません。血液や血管、さまざまな臓器に至るまで、ウイルスの働きなしに人間は存在しないのです。

ウイルスは宿主である動物に住み着いて命を継承していきます。細菌はエサがあれば自己増殖できるのですが、ウイルスは宿主がいないと生存できないのです。寄生した動物が死んでしまえばウイルスも死んでしまいますから、ウイルスにとっても宿主である動物には長生きしてもらいたいのです。ウイルスが生命の進化に不可避的であった理由がそこにあります。

ではなぜ新型コロナウイルスは私たちの命を脅かす存在だといわれるのでしょうか？

ウイルスと宿主には相性の良し悪しがあるといいます。「宿主の壁」といって、人間に適したウイルスと豚や牛、鳥、コウモリなどそれぞれの動物に適したウイルスは違うというのです。生物は昔から棲み分けをしてきたのには理由があったのです。この壁が低くなってしまうと、ウイルスは壁を乗り越えて、他の動物に安易に侵入するようになります。するとウイルス同士の生存競争がはじまり、かつウイルスと生物の適合反応が勃発するのです。生物は、そのウイルスを迎え入れるか、追い払うかの判断をしなくてはなりません。この時に私たちはさまざまな症状を発症するのです。それが、発熱、炎症、痰、咳、下痢、倦怠感などの諸症状です。

この時に、すでに体の中で症状が出ていたら、火に油を注ぐように、体全体がものすごい炎症を起こすでしょう。新型コロナウイルスが引き金になって亡くなっている人の多くが基礎疾患を持っているというのはこのような理由からです。

宿主の壁を低くしてきたのが、家畜の生産と肉食です。たやすく想像できるように、異種動物である家畜が人間の近くにいれば、ウイルスは飛び越えやすいものです。さらにはその家畜を食べてしまったならば、ウイルスはさらに侵入してくるでしょう。昔から、家畜動物を神様に見立てて、清潔感を保ち、労働の手助けとして共に暮らしていたのは、宿主の壁をある一定に保ち、ウイルスの侵入を防ぐことにもつながっていたと考えられます。さらに伝統的な宗教の多くが肉食を禁じていることが、無秩序なウイルスの交換を防ぐことにもつながっていたのです。聖書や仏典を読むと、「すべからず」が多いのですが、ウイルスとの関係を今回のように痛感すると、多くが納得のいくものばかりです。

人間がウイルスと共存していくためには、人間本来の食性を基本とすることが大切ではないでしょうか。人間は穀食動物です。穀物と旬の野菜や海藻、伝統的な発酵食品を中心に食していくことです。簡素で豊かな食生活を日々の基本としていれば、どんなウイルスでも怖いものではなく、ありがたいものだと思うのです。ウイルスは人間の本来の生き方を気づかせてくれているのではないでしょうか。

病原ウイルスは私たちの体のある種のたんぱく質をエサに増殖するようです。

鳥インフルエンザが豚インフルエンザよりも強毒性があるといわれるのは、鳥インフルエンザは四〇度以上の発熱を伴うからだといわれています。それに対して豚インフルエンザでの発熱は三八度ほどだというのです。これは鳥（鶏）と豚の体温とほぼ同じです。

食養的に観ると、鶏肉をたくさん食べて鶏のたんぱく質から造られた細胞をたくさん有していると鳥インフルエンザに罹りやすく、豚肉をたくさん食べて豚のたんぱく質から造られた細胞をたくさん有していると豚インフルエンザに罹りやすいと考えています。もちろん、これらの肉類をたくさん食べていても、免疫力の高い人は大丈夫ですが、免疫力が落ちていて、過去の蓄積がたくさんあると、これらのインフルエンザに罹ってしまうと思われます。

まずは、免疫の七割が集まるといわれる腸の状態をよくすることです。快食快眠快便であれば、どんなウイルスであっても怖くありません。

ウイルスは体の中の不要なたんぱく質をエサにしてくれているわけですから、ありがたい存在です。ウイルスに恐怖を感じ不安におののくよりも、体の中をきれいにしてくれるありがたさを感じている方が、免疫力を高めてくれるものです。

ウイルスは生命の進化に不可避的な一部

信頼する学者の一人に福岡伸一さんがいます。生物学者である福岡さんの命に対する洞察は深く、東洋の叡智である無双原理（易）にも通じ、興味深いのです。

その福岡さんが「ウイルスは生命の進化に不可避的な一部」と題する記事を、『朝日新聞』（二〇二〇年四月三日付）に寄稿していました。非常に重要な内容であったので要約して紹介します。

ウイルスは自己複製だけしている利己的な存在ではなく、むしろ利他的な存在であるといいます。ウイルスは自らの内部の遺伝物質を私たちの細胞内に注入するというのですが、それはウイルスが一方的に私たちに襲い掛かってくるのではなく、私たちが極めて積極的にウイルスを招き入れているというのです。

これはどういうことかというと、ウイルスの起源をみるとよくわかるといいます。

ウイルスは高等生物が登場した後に現れたというのです。それも、高等生物の遺伝子の一部が外部に飛び出したものがウイルスであるというのです。つまり、ウイルスはもともと私たちのものだったのです。それが家出し、また、どこからか流れてきた家出人を宿主である私たちは優しく迎え入れているのです。なぜそのようなことをするのかというと、ウイルスこそが進化を加速してくれるからだといいます。

親から子に遺伝する情報は垂直方向にしか伝わりません。しかし、ウイルスのような存在があれば、情報は水平方向に、場合によっては種を越えて、立体的にさえ伝達しうるというのです。子育てに置き換えて考えたらよくわかります。親だけの価値観を植え付けていたのでは親のコピー人間にしかなりませんが、多様な人たちと関わることによって、個性豊かな人物になっていくのと同じかもしれません。

ウイルスという存在が進化のプロセスで温存されたといいます。私たちに全く気付かれず私たちの内部に潜り込むウイルスは数多く存在しているようです。

ウイルスの活動は時に私たちに病気をもたらし、死をもたらすこともあります。しかし、ウイルスからもたらされる遺伝情報がなければ、私たち人間はこれほどまでに多様な生き方ができなかったのです。今の私たちの存在はウイルスなしには成り立たなかったのです。

ときにウイルスが病気や死をもたらすことですら利他的な行為といえるかもしれないのです。病気は免疫システムのバランスを崩しますが、同時にそれは新しい調和を求めることに役立つのです。環境の変化に対応するのが病気であり、それを担っているのがウイルスであるのです。

ウイルスは私たち生命の不可避的な一部であるがゆえに、それを根絶したり撲滅したりすることはできません。私たちはこれまでも、これからもウイルスを受け入れ、共に調和的に生きていくしかないのです。


以上が記事の要約です。

桜沢如一の名著に『バイキンの国探険』（正食出版、絶版）という本があります。桜沢如一の弟子の一人であった故・山口卓三《やまぐちたくぞう》（一九一七～一九九二）が「まえがき」に寄せています。

「これまでの細菌というものは病気の元をなす恐ろしいもの、撲滅すべき人類の敵であるなどといった考え方が、根本からひっくり返されてしまうところに本書の大きな役割があるといえるでしょう。その意味では、これは人間の生き方についての生物学的そして生理学的な革命の書ともいうことができると思います。」

細菌やウイルスを敵とみなして攻撃するのではなく、私たちの問題点を教えてくれているありがたい存在が細菌やウイルスである、というのが食養の根本的な考え方です。

病原菌と抗生物質の関係と同じように、ウイルスも抗ウイルス薬で死滅させたとしても、いずれ耐性を獲得したウイルスが出現するのです。悪者探しをする現代医療では、病気を真に克服することはできません。

私たちの命の実態は、共存と調和です。共存し、調和してはじめて、共栄することができます。医療だけでなく、悪者探しの社会では、共に栄えることは難しいのではないでしょうか。

ウイルスと共存できる日本人の体温は、平熱で三七度弱になると感じています。ウイルスを怖いと避けて暮らすのではなく、ウイルスと共存できるような体を造っていくことが一番大事なのです。

感染症が流行ると世界的に各国の政府が国民に自粛要請を出していますが、自粛よりも免疫を上げる取り組みを推奨する方が先ではないでしょうか。自粛が心身の萎縮に繋がっては、かえって免疫力を落としてしまいます。

先にも触れたようにしっかりした断食をすれば体温は数日で高まります。免疫力を上げる方法はたくさんあります。ウイルスの伝播よりも恐怖心の拡散の方が怖いものです。

日々の食養生活と時々の断食は、免疫力を高め、生命力を向上させます。自分の中心軸が確固たるものになります。自らの中心軸ができるとウイルスや細菌と協和し調和することができます。その先に、人間同士、または自然と人間の共存共栄があると思うのです。

オモテ大なればウラまた大なり

新型コロナウイルスが蔓延している社会からは、多くの気づきが得られます。

戦後の社会は自由主義経済のもと、多くの国々で食糧が増産され飽食となり、工業製品も大量生産されて物質的に豊かになりました。車や電車、飛行機などの移動技術が向上し、石油などのエネルギーの効率化によって、人間は地球上のどこにでも簡単に行くことができるようになりました。おカネさえあれば人間はどこへでも行け、何不自由なくできるような、そんな錯覚を持てる社会を作り出してきました。自由主義経済は開放系社会を構築するうえでは、とても便利な社会システムであったのです。

ところが、新型コロナウイルスのような病原ウイルスがひとたび蔓延すれば、開放系社会だけあって、世界中が病原ウイルスに戦々恐々とさせられる社会でもあったのです。マクロビオティックを提唱した桜沢如一は、無双原理の中で「オモテ大なればウラまた大なり」と言っていますが、まさに今の社会も、大きな自由というオモテには大きな不自由というウラがあったのです。いや、それだけではありません。新型コロナウイルスで亡くなるよりもずっと多くの人々がガンなどの生活習慣病で亡くなっているのです。多死社会といわれて久しくなりますが、多くの人々が食と生活の間違いからくる病気で亡くなっているのです。

感染症も、その実態をつぶさにみていけば生活習慣病といっても大きな間違いはありません。きれいな血液では病原ウイルスは繁殖することはないのです。むしろ、病原ウイルスは血液の汚れを浄化しようとしていると東洋医学では考えています。発熱するのは、体の中で燃やさなくてはならない毒素があるからです。痰が絡むのは、体の中で白血球が病原菌や病原ウイルスを浄化し、その残りかすが痰として排泄されているのです。咳も同じように、白血球の血液浄化活動の副産物が肺から熱を放散させているのです。

食養ではこれらの症状を抑え込むのではなく、体の浄化反応に寄り添って、排毒を促し、新しい血液を造る手助けをしてあげるのです。例えば、発熱があれば、体の中で燃やさなくてはならない毒素があるわけですから、飲み物や食べ物でそれらの毒素の分解を手伝ってあげるのです。食養手当て法の発熱の排毒を促す一般的なものとして、椎茸スープや大根湯があります。干し椎茸の煮出した汁は体の中の不要な脂肪分を分解するのにとても役立つのです。大根もたんぱく質を分解する力が非常に強く、その力を最大限に引き出す方法として大根湯があります。大根湯は、大根おろしを主に、生姜おろしを少々加え、好みでしょうゆ味をつけて、熱々の三年番茶を注いだものです。三年番茶の代わりに椎茸スープを注いでもいいでしょう。

痰の切れが悪い時は、玉ねぎや長ねぎ、にんにく、ニラなどのネギ科の野菜を多用したらいいでしょう。ネギ類は五葷《ごくん》ですから、避けたい人は、生姜や胡椒、山椒なども痰の毒素のもとになっているものを解毒分解してくれます。

咳においては、肺炎のような強い炎症が肺にある時は、胸からまたは背中から里芋パスターを貼るとよいでしょう。里芋パスターを貼る前にキャベツや小松菜などの葉っぱを胸や背中に当ててみて、気持ちよいようならば里芋パスターを貼ってみてください。キャベツや小松菜などが気持ちよくない場合は、お腹を湯たんぽで温めるだけでも咳が楽になる場合もあります。

食に気をつけることは一見すると小さな（ミクロな）ことですが、食こそ命であると気づくと、食こそ大きな（マクロな）ことであると思い至ります。

食に気をまわすことは、一見すると不自由なことのようですが、食こそ命であると気づくと、食に気をまわさなければ自由はないと思い至ります。そんな気づきを与えてくれるのがウイルスや細菌でもあるのです。

石弘之さんの『感染症の世界史』（角川文庫）によると、感染症の世界的な流行は、これまで三〇～四〇年ぐらいの周期で発生してきたといいます。二〇二〇年の新型コロナウイルスの世界的流行の以前は、一九六八年の「香港風邪」のようですから、すでに五〇年以上も経過していたわけです。ですから、いつ起こってもおかしくなかったのです。さらに、先進国を中心に現代人の身体は免疫力が相当低下していますから、深刻な世界的大流行（パンデミック）になる可能性は高かったのです。

とはいえ、私たちはウイルスと共存してきたわけですから、新型コロナウイルスという未知のウイルスであっても、必ず共存できるのです。

私たちは、過去に繰り返されてきた感染症の大流行から生き残った、「免疫力の高かった先祖」の子孫です。一方、感染症の原因となるウイルスや細菌も、四〇億年前から途切れることなく続いてきた「生命力の高い先祖」の子孫ということになります。私たち人間とウイルスや細菌は、ともに幾多の試練を乗り越えてきた、宿命のライバルという関係にもなるのです。

ウイルスや細菌にとって私たち人間の体内は温度が一定で、栄養分も豊富な恵まれた環境です。ウイルスや細菌にとっても人間が健康で長生きすれば、自分たちも長く生存することができるわけですから、平時においては共存関係を長く続けることが、お互いにとってよりよい選択になります。

ではなぜ、ウイルスや細菌の勢力が人間の生命力を凌駕《りょうが》してしまうようなことが起こるのでしょうか？

ウイルスや細菌が私たちの体内で増殖すると、発熱、咳、痰、関節炎などの症状として表れます。それは、ウイルスや細菌が私たちの体の中の老廃物・毒素を中和、浄化しようとする反応でもあります。ウイルスや細菌にとっても、私たちの体の老廃物や毒素は栄養素を吸収するのに邪魔な存在なのです。私たちの体の中の老廃物・毒素が少なければ、ウイルスや細菌は善玉的な働きをしますが、その量が増えてくると悪玉的な働きに変化するのです。

『感染症の世界史』にも、ウイルスや細菌が人間の細胞を攻撃するような感染症が大流行するようになったのは、肉食の普及が大きな原因になっていると述べています。鶏や豚や牛などの食肉の大量生産は、家畜の病気が人間に飛び移る機会を格段に増やしました。そして、都市への人口集中は、集団感染を引き起こす過密を常態化しています。肉食によって、異常なウイルスや細菌が繁殖しやすい血液が造られ、都市による過密化で感染症が蔓延するようになったのです。

陰陽無双原理でみると、肉食は私たちの体と頭を陽性化させます。過剰な密集を好み、行き過ぎた効率主義に陥ってしまうのも、過ぎた肉食に大きな原因があるのです。

感染症と身土不二

感染症が蔓延した歴史は枚挙にいとまがありません。天然痘は仏教伝来とともに大陸から日本に入ってきたとされ、奈良時代には平城京で大流行したといわれています。コロンブスの新大陸発見以降もさまざまな伝染病が旧大陸から持ち込まれ、先住民が壊滅的被害を受けたとも伝えられています。中世ヨーロッパがペストの流行で壊滅的状況に陥ったのも、主要国の都市間で人の往来が活発化したところにアジアからペスト菌が持ち込まれ、一気に広がったというのです。

桜沢如一の『バイキンの国探険』は、父と子どもたちの会話形式の劇仕立てで構成されています。感染症と食について、歴史とともに興味深い記述があります。

父　ヨーロッパではペストが流行して二千五百万人も死んだことがあるって、恐ろしいね。日本でもハシカが徳川時代に大へんはやったことがある。百年ほど前（江戸の末期）にはコレラが長崎に入ってきて、十万人くらい死んだって。明治になってからも五回もあって、五十万人もコレラになって、そのうち一万三千五百人も死んだって。

フジ子　日本にも昔からそんな恐ろしい伝染病があったのですか？

父　いや、昔はなかったのだね。日本という国はありがたい国だ。りっぱな健康法があったのだ。遠い御祖の神々のお定めになったのが。……しかし、外国から文明が入ってくる度に新しい伝染病が入ってきた。

フジ子　ソガの入鹿の頃、仏教が入ってきて、それから悪い病気がはやったって、あれもコレラだったのでしょうか？

父　それは分からないけど、とにかく伝染病だったのだね。

フジ子　つまり、南の方から入ってきたのだから陰性でしょう。それにキット陰性な食物も入ってきたのでしょう。

父　そう、その頃、日本はみな呉の服だとか、唐の模様だとかいった。キット呉服のように呉食も入ってきたんだろう。つまり人間が陰性になったんだろう。

今回の新型コロナウイルスの広がりも、世界の交流が活発になり、世界が一つになりつつある状況下で引き起こされています。私たちは、国や都市、そして私たち一人ひとりが、さまざまな形で繫がる開放系社会の中で生きています。近年の歴史も開放系社会の構築そのものが歴史になっています。ウイルスを専門とする多くの学者は、感染症との戦いは開放系社会の宿命であると言っています。

人と人の交流は気の交流であり、それが濃密になれば血液の交流になりさえします。開放系社会に暮らす私たちは、開放しても差し支えない、周りの人に振りまいても問題のない、そんな気を振りまかなくてはなりません。食養的に考えると気は血から生まれています。力《ちから》は「血から」といわれています。病原ウイルスが繁殖するような血液を持っていたら、開放系社会では個人の問題にとどまらず、社会全体の問題にまで広がってしまうことを、新型コロナウイルスが教えてくれているのではないでしょうか。

世界は一つになりつつあります。そして、ウイルスは生命の進化を促すものです。世界がよりよく一つになるためにウイルスは働いているのではないかと思うのです。

病原ウイルスが繁殖するような血液は、身土不二を無視した食生活から造られるのではないかと私は考えています。今回の新型コロナウイルスの感染が拡大している地域をみると、肉食が多いところのようです。陰陽（無双原理）で観れば、陽性な人間と陽性な動物は結ばれないのです。生物学的には人間は動物ですから、植物に比べたら陽性です。その陽性な動物である人間が陽性な動物を食すことにはどうしても無理があるのです。感染症は動物食からの警告といってもいいでしょう。世界的なベストセラーになった『銃・病原菌・鉄』（草思社）の著者である米国の進化生物学者ジャレド・ダイアモンドは同書の中で「家畜は病気の温床であり、家畜による食物生産が感染症を生んだ」と警告しているのです。

感染症と断食

鉄分が不足すると貧血になることはよく知られているが、感染症にかかると血清中の鉄が減少することがある。人にとって鉄が必須栄養素であるのと同じに、細菌の増殖にも鉄が欠かせない。人が貧血を覚悟で血清中の鉄分を減らすのは、細菌の糧道（食料を送る道）を断つ防御策と考えられる。米国ミネソタ大学の研究者が行った三〇年前の古い研究だが、鉄分の欠乏状態にあるソマリアの遊牧民一三八人に対して、六七人にはプラセボ（偽薬）を、七一人には鉄剤を与えた実験がある。その結果、プラセボ群では七人しか感染症の発生がなかったのに、鉄剤投与群では実に三六人がマラリアや結核などにかかった。

（石弘之著『感染症の世界史』角川文庫）

血液中の鉄分は私たちの必須栄養素で、なくてはならない大事なものではあるのですが、酸化しやすく、過ぎると危うい面を持っているのです。

妊娠中は特に鉄分不足に注意しなくてはなりませんが、鉄分が多すぎても出産時に出血が多いということもあるのです。もちろん少なすぎては胎児が育ちにくく危険も大きいのですが、鉄分もほどほどが大事なのです。

断食をすると一時的に鉄分が減る傾向にあります。一〇日以内の断食であれば、赤血球はほとんど減少しないのですが、鉄分だけは減少傾向になるのです。二〇年近く前に、私の兄弟子（大森英桜の門下生の一人）にあたる故・鈴木《すずき》英鷹《ひでお》（精神科医）が、私たちが行っていた半断食の合宿で、断食前と後に血液を調査してわかったのです。この時の調査は、血液だけでなく、さまざまな身体的ストレス、精神的ストレスが断食前と後でどの程度変化したかなども測られました。

断食によって一時的に鉄分が減少するのは、先に触れた研究と同様、細菌の糧道を断つ防御策ではないかと私は考えます。

現代の病気の多くは生活習慣病ですが、近現代以前では、命に関わる一番大きな病気が感染症で

各栄養素の平均摂取量と標準偏差

栄養素（単位）	日常食(A)	療法食(B)	B/A×100
エネルギー(kcal)	1,184(385)	573(132)	48.4
糖質(g)	214.3(66.7)	111.2(23.8)	51.9
蛋白質(g)	36.5(12.5)	16.9(4.1)	46.3
脂質(g)	22.7(11.3)	7.8(3.5)	34.1
カルシウム(mg)	363(181)	153(61)	42.1
鉄(mg)	9.6(5.3)	4.7(1.1)	49.3
ビタミンA効力(IU)	1,226(670)	668(589)	54.5
ビタミンB_1(mg)	0.84(0.32)	0.46(0.13)	54.0
ビタミンB_2(mg)	0.57(0.18)	0.28(0.10)	49.9
ナイアシン(mg)	9.4(2.9)	4.3(1.9)	45.6
ビタミンC(mg)	86(32)	53(29)	61.8
食物繊維総量(g)	15.5(6.2)	8.6(2.4)	55.6

数値は平均値（標準偏差）

臨床検査値各項目平均と標準偏差

項　目	単　位	基準値	少食療法前	少食療法後	t検定
総蛋白	g/dl	6.5-8.2	7.1(0.4)	7.0(0.4)	
アルブミン	g/dl	3.7-5.2	4.2(0.3)	4.1(0.2)	
GOT	IU/l/37℃	10-40	23(12)	22(8)	
GPT	IU/l/37℃	5-45	20(21)	18(14)	
γ-GTP	IU/l/37℃	30以下	14(7)	14(10)	
コリンエステラーゼ	IU/l	100-240	157(32)	152(27)	*
総コレステロール	mg/dl	130-219	160(25)	157(26)	
中性脂肪	mg/dl	35-149	58(22)	56(14)	
HDL-コレステロール	mg/dl	40-92	58(17)	58(14)	
血糖	mg/dl	70-110	95(13)	90(9)	
BUN	mg/dl	8-20	16(4)	13(4)	*
クレアチニン	mg/dl	0.5-1.2	0.8(0.1)	0.8(0.1)	
尿酸	mg/dl	2.6-6.0	4.2(1.0)	3.7(0.9)	*
Na	mEq/l	135-147	142(1)	142(2)	
CI	mEq/l	98-108	102(2)	103(2)	
血清鉄	μg/dl	50-140	102(35)	61(19)	*
TIBC	μg/dl	267-434	266(35)	260(36)	
白血球	/μl	4,000-9,000	4,560(770)	3,730(790)	*
赤血球	/μl	380万-500万	390(32)	396(30)	
ヘモグロビン	g/dl	12-16	12.8(1.0)	12.8(1.0)	
ヘマトクリット	%	34-47	36.7(3.3)	37.3(3.0)	
血小板	/μl	15万-35万	19.1(5.9)	18.9(5.3)	
MCV	fl	80-99	95.0(3.3)	94.2(3.4)	
MCH	pg	27-35	32.6(1.1)	32.2(1.0)	

数値は平均値（標準偏差）　$*p<0.05$

鈴木英鷹・渡部由美「少食の心理面に及ぼす影響」『精神科治療学』16号、2001年。

あったようです。人類の歴史の中で、すべての宗教や文明で受け継がれているのが断食です。それは、とりもなおさず命の継承にはなくてはならないものであったからです。

感染症が蔓延してきたら、急場的にも断食は必要でしょう。しかし、それよりももっと大事なのは、習慣的な断食ではないかと思います。年に数回でも断食の習慣をつけておくと、いざ感染症が蔓延した時にも取り組みやすいものです。イスラム教のラマダン（断食月）を定期的に行っているのも、そういう意味もあるのではないでしょうか。

断食をすると一時的に鉄分は減少しますが、その後の回復食を経て普通の食事に戻っていくと、すぐに鉄分は回復してきます。むしろ、腸の状態がよくなって、貧血気味であった人は、鉄分が増えて貧血が改善していきます。

一時的であっても鉄分を減らすことは、病原菌の繁殖を抑えるのに大きな効果があるようです。というのは、細菌の世代交代は非常に早く、大腸菌は条件さえよければ二〇分に一回分裂するようですから、数日間であっても鉄分不足であれば、大腸菌にとってはものすごいダメージになるのです。

断食というのは、体に一時的に危機感を与えて、その危機感から湧き起こる生命力を活用して健康の維持増進に利用してきたのです。ウイルスであっても細菌であっても、病原体というのは、体の中の毒素を分解解毒してくれる大変ありがたいものです。断食は病原体そのものにアプローチするというよりも、病原体のエサになっている毒素の分解解毒を促しているのです。

日本人の平均体温は戦後急激に下がったといわれます。

一九五七年には三六・八九度、二〇〇八年には三六・一四度という調査があるようです。私の道場（マクロビオティック和道）でも合宿や研修に参加される方すべてに体温を計ってもらっていますが、来られた初日の平均体温は三五・九八度です。

道場へは持病があり体質改善を目的に来られる方が多いので、現代の日本人の平均体温より低いのですが、平均的な日本人の体温も、もはや健康的とは言えないレベルにあります。

ちなみに道場での研修を終えると、たった数日でも平均的に三六・三～三六・五まで体温が上がるのです（二〇一七年の調査）。これは断食と温熱の手当て、そして運動と呼吸、さらには回復食における食事が体温を上げている大きな力になっていると考えています。

断食を経験する多くの人が、食を断つことによって、さまざまな症状（これを私たちは排毒反応と言っています）を経験します。この症状こそが、実は私たちが進化してくる中で獲得したものです。

断食は体の掃除です。そして、掃除もまた、体をきれいにしてくれる大変すばらしいものです。「身の回りがきれいになると身の内がきれいになる」ものです。掃除ほどよい運動はありません。

マクロビオティックは食と掃除の二本柱です。

多くの人や家庭を観させてもらっていると、掃除がおろそかになると人は病気になり、家庭に何らかの問題が出てきているのがよくわかります。企業でもそうです。掃除がおろそかになった会社や組織は多くの場合、経営困難に直面しています。不思議なようですが、本当の事実です。

私は生き方には二つのタイプがあると考えています。創造と掃除です。新しいものを作り出していく人と、掃除をしてきれいさや機能を維持していく人。

私たちの細胞も新しい細胞が作られる一方、古いものが掃除されていきます。むしろ、古い細胞が掃除されることによって新しい細胞が生まれてくるのです。

私たちの体は腸疲労からはじまり、脳疲労、細胞疲労の三重疲労が慢性化しています。社会に目を転じても、制度疲労が極まりつつあります。

時代は掃除を必要としています。今は掃除の時代です。

身の回りを掃除することも大事ですが、心身を徹底して掃除するのは、やはり断食です。断食しながら身の回りを掃除したら、それこそ人生の大掃除になります。断食は体の掃除です。

断食を国民運動にしなければ日本はもたない、と私は考えています。世界の伝統的な宗教にはすべて断食があります。

二一世紀に入って未曾有の出来事がいくつ訪れたかしれません。掃除の必要性を大自然はすでに警告していたのです。掃除ほど大切なものはありません。

感染症と「我慢くらべ」

新型コロナウイルスという感染症を見ていると、生活習慣病との関係が深いと多くの人が気づくのではないでしょうか。

ガンや糖尿病などの生活習慣病を抱えている人は、免疫力が低下しやすく感染症に罹ると重症化しやすいと、今回の新型コロナウイルスが証明しています。『産経新聞』(二〇二〇年五月一八日付)には、「肥満　重症化リスク(新型コロナウイルス)」という見出しで、「集中治療を受けた感染患者の七割以上が肥満体質だった」と報道しています。

ではなぜ、生活習慣病を抱えていると感染症において重症化してしまうのか?

私たちは病気が顕在化するとさまざまな症状が体と心に現れます。「発熱」「咳」「吐き気」「下痢」「痛み」「不安」などといった症状は、多くの人が経験したことがあり、珍しいものではありません。「発熱」は病原菌や病原ウイルスを熱死(食養では浄化と考えています)させようという体の反応です。しかし、その発熱があまりに強いと、私たちの体は衰弱死する可能性もあります。ある面においては、細菌やウイルスが熱死するか、私たちが衰弱死するかの「我慢くらべ」でもあるのです。

「咳」「吐き気」「下痢」は病原体を体外に排泄しようとする生理的な自然な反応です。「痛み」や「不安」も、体と心を強制休息させる自然な反応なのです。発熱以外のこれらの反応も、病原体が排泄されるか、私たちが衰弱死するかの「我慢くらべ」でもあるのです。

感染症が流行し、私たちが「我慢くらべ」を強いられた時に、私たちが生活習慣病を抱えていたら、「発熱」や「咳」などの症状は想像以上に重いものになります。

『産経新聞』（二〇二〇年五月四日付）の一面には、「コロナ重症化　免疫『暴走』が招く」という見出しで以下のような記事が掲載されていました。

「新型コロナウイルスの患者が重症化し、生命を脅かす重い肺炎を引き起こすのは、自分を守るはずの免疫が過剰に働くことで起きている可能性が判明。（中略）ウイルスは全身の臓器に侵入してさまざまな症状を引き起こすとみられる。（中略）なぜ致死的な肺炎に至るのか。（中略）免疫がウイルスを打ち負かそうとするあまり、過剰に働き、いわば暴走して炎症が広がり重篤化する可能性を突き止めた。（後略）」

関節リウマチや膠原病、潰瘍性大腸炎、クローン病、多発性硬化症など自己免疫疾患といわれる疾病は、現代社会にはあまりに多く存在します。自己免疫疾患もコロナで重症化するのと同じように、自らの細胞が自らの細胞を過剰に攻撃する、いわば体内で細胞同士の内乱が起こっている状態です。

自己免疫疾患もその原因をみていくと食と生活に行きつきますから、生活習慣病の一つです。内乱状態の体にあらたな火種が落とされれば、私たちは体と心がオーバーフローしてしまいます。新型コロナウイルスで重症化したり、命を落としてしまうのは、健康の余力がないということなのです。

感染症が大流行した時には、今世界で盛んにされている「三密を回避」することは重要でしょう。そして、三密を回避する以上に大事なのは、個々人の血液や細胞をきれいにし、免疫力を高めておくことです。さらには闇雲にクスリ（西洋薬、化学薬）を使用して、先に挙げた「発熱」などの症状を早急に消さないことです。身体に引き起こされる症状には意味があります。

病原性大腸菌Ｏ－１５７に感染して下痢止めを服用すると、毒素が排出されないため症状が重くなり死亡率が高まることが知られています。米国カリフォルニア州の内科医カレン・スターコ博士は、スペイン風邪の死者が激増したのは、アスピリンによる解熱作用も関与しているとする論文を二〇〇九年に発表しています。

ドミトリー効果

ドミトリー効果という言葉があります。女子が学生寮で生活していると、一緒に生活している女子同士の月経周期が一致してくるというのです。「生理がうつる」ことは、学生寮の中の女子の間では、それほど珍しいことではないようです。

学校生活、職場生活、夫婦生活でも、人間同士が同調してくることはよくあります。人間は字のとおりに、人と人との間で関係が培われていくものです。孤立して生きているのではなく、共存の中で生きて、生かされています。人間の同調性は、生きていくうえでひじょうに大事なことです。

しかし、同調性が必ずしも絶対に正しいということではありません。学校や職場で起こるイジメも、ある意味においては、人間の同調性から派生したものです。良貨と悪貨があるように、同調性においても二面性があります。あらゆる現象や言葉には二面性があります。この世は相対の世界だということを、二面性現象が教えてくれます。

そして、相対の世界は相補の世界でもあります。陰は陽があってこそ陰とわかるように、陰陽は相対的でもあり、相補的でもあります。

同調性の反対に反駁性《はんばくせい》があります。何を言っても反対のことを言う人がいます。同意せずに反対のことを言う習性の人です。こういう人は反駁性の強い人です。決して悪いことではなく、特徴です。一方で、イエスマンと形容されるように何でも同調する人は同調性の強い人です。同調性と反駁性は陰陽です。

では中庸はどんな状態なのでしょうか。前著『基礎編』にも書きましたが、中庸は陰陽の中間地点ではありません。陰陽を孕むものです。同調性と反駁性を孕んでいます。同調する時もあれば反駁する時もあります。その時々で臨機応変です。臨機応変に生きていくには、依存心や依頼心があっては決してできません。私たちが陰陽さまざまな経験をさせていただくことは、中庸に至らしめる大自然の計らいではないでしょうか。

人間にとっての食物における中庸は何でしょうか？

人間の遺伝子と穀物の遺伝子が似通っていることからも、人間は長年、穀物を主食として生きてきたことの証しです。

主食である穀物を主たる食としていただき、満足できる体であれば、その人の体は食歴としてゆがみのないものだといえるでしょう。主食よりも副食を好む体であったなら、何か陰陽の偏りがあります。

欲求というものは中庸へ導くありがたいものですから、欲求そのものを否定したり隠しているのでは本来の解決になりません。陰性なものを欲するのか、陽性なものを欲するのか、または陰陽ともに欲するのか、それとも欲するものが何もないのか。食においては特に、欲求がその人の体質や体調の陰陽、心理的な陰陽をよく表しています。

欲求は中庸へ至らしめるありがたいものですから、否定してはいけません。とはいえ、砂糖がたっぷり入ったチョコレートを欲するからといって、闇雲にチョコレートを食べればいい、というわけではありません。チョコレートが食べたいという欲求を否定しないことです。

チョコレートが食べたいということは、甘さや脂肪分などの陰性を欲しているということです。もちろん中毒的な欲求もあります。しかし中毒的欲求であったとしても、陰は陽を求め、陽は陰を求める原則は変わりません。味覚において陰性を求めるのは、心身のどこかに陰性さが必要なのです。陽性を求めるのも同じです。私たちの体は心と分離することはできませんから、心が満たされたら味覚的不満も解消されることは多々あります。または運動によって体が活性化してきてその人の陰陽の度合いが変わってくれば、自ずと味覚における陰陽も変化してきます。

食と体と心は三位一体、繋がっているのです。この三つの繋がりを考えても、穀物をいただいて満たされる心身は調和的です。生命力旺盛な心身ともいえます。肉を食べてスタミナがついたと感じるのは、動物食が興奮する神経を司る交感神経を刺激したにすぎません。もし本当に肉食がスタミナをつけるなら、肉食の増えた先進国といわれる国々が少子化に悩むことはないのです。

新しい日常への重要なポイントは

感染症の不安の少ない「新しい日常」での食生活は、肉食から菜食への移行が重要ではないかと思うのです。野生動物であれ家畜動物であれ、これまで何度も述べてきましたが、私たちと同じ動物を食すことはひじょうに危険です。感染症を含めて生活習慣病は肉食からの警告だと思います。

そして、感染症はある程度の人口密度がないと広がらないわけですから、密集した生活から方向転換しなくてはなりません。大都市への一極集中型の社会から、田舎や地方への分散型の社会への移行を急いだほうがいいと思うのです。これは、感染症へのリスクを低減するだけでなく、いつ来てもおかしくないといわれる大地震や自然災害での被害を低減する効果も十分期待できます。

国際データベースの自然災害発生件数は、一九〇〇年から二〇〇五年まで一〇年刻み（二〇〇五年は五年間）でまとめられています。それによると、この期間に「気象災害」（洪水、干ばつ、暴風雨など）は約七六倍、「地質災害」（地震、土砂崩れなど）は約六倍、「生物災害」（病気、病虫害）は八四倍にも増加しています。

肉食から菜食へ、一極集中型社会から分散型社会へ。これが「新しい日常」への重要なポイントになると多くの人が気づきだしていると思うのです。

新型コロナウイルスの騒動で感じたことのもう一つは、私たちの社会は、一斉に行動すると、社会の変化は想像以上に早いということです。

新型コロナウイルスに罹患する確率（二〇二〇年）は宝くじに当たるほどであるのに、政府と学者、マスコミ総動員でこれだけ大騒動すると、私たちの動きはいとも簡単に制御されるものなのです。肉食から菜食へも、もしかしたら私たちが想像しているよりも早く移行していくかもしれません。肉食が感染症を助長しているということが一般認識になれば、畜産業を他業種へ誘導するために資金を充てたりできます。大都市への一極集中型社会が感染症の温床であると多くの人が意識し、政府と学者が知恵を絞れば、田舎や地方への移住者は短期間に急増するでしょう。

日本を含めて世界はおよそ八〇年周期で変化しているようです。約八〇年前の第二次世界大戦、約一六〇年前の明治維新は近現代史の二大出来事です。そして、今回の新型コロナウイルスは社会の大転換の始まりではないかと私は感じています。

一六〇年前の明治維新は、幕末に西洋の黒船が日本に来襲してきたことが皮切りになって、日本が西洋諸国に開国していきます。日本の西洋化の始まりです。世界的に見れば、世界が西洋化する大きな一歩になったわけです。そして、八〇年前の第二次世界大戦は世界の西洋化を強固なものにし、現代に繋がるグローバル化への大きな一歩になったのです。この一六〇年の人類の歩みは、西洋的な価値観を中心として、世界が開放され、一つになっていく試みであったのではないかと私は思うのです。

しかし、世界が一つになっていくには大きな問題点がありました。それが、私たちの命の自然性にあったのです。

私たちは誰一人として例外なく、自然の中で生かされています。食環境、生活環境、自然からかけ離れれば離れるほど、私たちは生命力を減退させます。

江戸末期の福井に生を受け、明治維新の危険性を肌で感じていたのが、現代の食医の祖と言ってもいい石塚左玄です。石塚左玄は後に確立する食養に身土不二、一物全体を中心とした食生活を掲げました。そして、人間は穀食動物であるとして、穀物を中心とした住む土地の伝統的な食生活を提唱しました。

石塚左玄の食養を世界に発展展開したのがマクロビオティックを提唱した桜沢如一です。

新型コロナウイルスの感染症は瞬く間に世界を覆いつくしました。科学技術の普及で一つになった世界は、オモテ大なればウラまた大なり、便利な側面の裏側に大変なことが潜んでいたのです。科学技術の恩恵にあずかっている人であればあるほどその裏の側面の大きな害を被るという事態が、今まさに世界で展開されているのです。

新型コロナウイルスに端を発した世界の大転換は、これからどのような方向に進んでいくのでしょうか。

東西融合の新しい時代へ

多くの人が感じているのは、時代は今までとは違った方向に進んでいくのではないか、ということではないでしょうか。

もっと言えば、西洋の価値観に東洋的な価値観が加わって、東西が融合した一つの世界が誕生するのではないかと私は感じるのです。

二〇世紀以前の西洋は今よりも寒い土地でした。世界全体が寒冷期にあって、今のように植物が繁茂することが難しいヨーロッパでした。江戸時代の日本も寒冷期にありましたから、現代の気候とはずいぶんと違ったようです。

そんな時代では、西洋においては動物を家畜化し、自然を統制しコントロールすることが、自分たちが生き残るための大きな策であったのです。陰陽で見ると、寒冷という陰性な風土で自然を征服しようとして陽性な価値観が生まれたのです。

一方、東洋の風土は西洋ほど過酷ではなく、自然が調和した穏やかなものであったといいます。自然を征服するのではなく、乾湿冷暖を活用して生活する術が発展してきました。食においても、植物が豊富に育ち、適度に温暖的・湿潤的な環境から発酵技術が深まって、豊かな食生活を実現したのです。豊かな自然に囲まれた風土からは穏やかな人々が生まれて、平和的な営みが長い間続いていたのが東洋です。陰陽で見れば、温暖で陽性な風土に自然と調和した生き方をしようとする陰性な価値観が生まれたのです。

この東西の違った価値観が融合するには、環境の変化なくしてはありえないでしょう。私はそれが、世界的な傾向にある温暖化ではないかと感じています。現代の温暖化は人間の人工的な活動によるといわれていますが、人工的な活動を差し引いても、時代は温暖化の方へ向かっていた、という学者もいます。地球上に氷（北極や南極など）がある以上はまだ寒冷期の中であるといっている人もいるようですが、ますます温暖化の傾向が強まっています。

私たちは自然環境という風土に生かされています。西洋化一辺倒の時代に危険性を感じ、東洋的価値観の復興に心血を注いだ石塚左玄や桜沢如一の活動は、今こそ本当に評価されるものです。東と西が融合した社会こそが次世代に繋がる社会ではないかと強く感じるのです。

桜沢如一の弟子の一人に山口卓三がいます。山口卓三は大阪のマクロビオティックの普及団体である正食協会で長く活躍した人です。彼の著書『陰陽でみる食養法』（正食出版）中に桜沢の言葉が紹介されています。

「いま日本が戦っている太平洋戦争の本質は、西洋文明に対する東洋文明の、いわば男女の相引き合う恋愛の火花に似たものである。お互いは内実引き合っているのだが、それは異質であるがために、まだ理解が足りずに激しく対立して戦っているだけで、いずれは融合の運命にある。」

太平洋戦争のさなかにこのような考えをしていた桜沢の言葉が、当時若かった山口卓三には青天の霹靂のように響いたといいます。実際に戦争が終わってみれば、まさしくそのようになってきているのです。

西欧諸国を中心に現代の食生活が少しずつ変わろうとしています。

ベジタリアンやヴィーガンという言葉を多くの人が耳にするようになってきたのも、食生活の変化の現れのひとつです。実際に、菜食をベースとした食生活を実践する人たちが増えています。

二〇二〇年に予定されていた東京五輪では、ヴィーガン・ベジタリアンの比率が多い外国人向けの菜食メニューを内閣主導で普及しようという働きもあったようですから、食生活の変化は地球規模で進んでいます。ヨーロッパ・アメリカを中心に菜食者が増え、それに対応してオーガニックショップも多くの街で見かけるようになりました。

菜食者が増えている一番の要因は温暖化だと私は考えています。温暖という陽性な環境が菜食という陰性な食生活とマッチしたのです。そして、次の要因は産業革命以後の過度な肉食による弊害の反動として菜食が見直されたということではないかと思うのです。

過度な肉食は、人間の欲望を際限ないものにします。生きていくには欲は必要なものですが、ほどほどでないと命の継続は難しいものです。日本では昔から「足るを知る（知足）」などという言葉がありますが、肉食を続けてくると、足るを知らない、どこまでも際限のない欲が出てくるというのは、文明史を見ても、個人を見ても、理解できるのです。

日本国内においても、肉食の消費量は全国的に減少傾向にあります。高齢化と少子化が大きな要因ですが、特に日本人には肉食が合わないことを、まだ潜在的かもしれませんが、多くの人が気づきだしているのではないでしょうか。寿命は延びても病気が多発するという現状をみれば、食生活の変化は必須です。

今回の新型コロナウイルスの世界的大流行は菜食への流れをますます加速させることでしょう。本書で何度も述べていますが、肉食は感染症の温床です。肉食から菜食への流れを加速しなくては感染症のリスクは減りません。そして、菜食が定着してくると、人々は穏やかになってきます。過度な競争を好まず、平和的な生活を求めるようになります。現代先進国に共通する、青年期からの過当競争と過密教育。その副作用としての「いじめ」問題も、その根底に肉食があるのです。

食というものは本来、他の命を「いただいて」自分の命に転化していく行為です。他の動物の命を「いただいて」自分の命に転化しなくては生きていけないような環境であれば、肉食もやむを得ない行為であるのですが、動物に人為的に穀物などを食わせて、その肉を人間が食するというのは「貪り《むさぼ》」「冒涜」といっても言い過ぎではないのです。

ガンなどの生活習慣病もまた、肉食の代償であったのですが、感染症がこれらの疾患がある人にはよりリスクが高いということを鑑みても、人間の驕《おご》りと貪りの行為が現代の肉食であることを、新型コロナウイルスが私たちに教えてくれているのではないでしょうか。新型コロナウイルスは私たちへ生き方の変化を促す最終警鐘といってもいいかもしれません。

今回の新型コロナウイルスの感染者と死亡者が多い国々は、長年にわたって肉食が多かった国々です。日本を含めて東洋諸国では、それらの国々に比べて感染者と死亡者がけた違いに少ないのは、代々の肉食の蓄積が少なかったことを示すのだと私は考えています。食を含めて、東洋の生活習慣を西洋の地に適合した形で導入することが、世界中の人々の健康と幸福、平和の基礎になることだと思います。

このことにいち早く気づき、世界に発信していたのが桜沢如一です。世界の潮流は、桜沢が遺したマクロビオティックの世界に近づいてきているように感じます。持続可能な社会は菜食をベースとしたものだろうと思います。東洋の歴史が世界の叡智になる時が、まさに今ではないでしょうか。

そして、世界各地に伝わる断食が、人々の心と体を健やかにする大きな一歩になり、平和な社会の扉を開く鍵となるのではないでしょうか。

資料

マクロビオティックでよく使う「食養手当て法」

【生姜シップ】

三〜四リットルの大きな鍋に八分目ほど水を入れ、七〇〜八〇度に沸かします。沸いたお湯の中に生姜汁（生姜二〇〇グラム）を入れたのを「生姜湯」といいます。生姜湯の中にタオルを入れて絞り、熱々のタオルを、火傷しない程度まで冷まして、お腹や冷えている患部に当てます。タオルが冷める前に生姜湯で熱々のタオルに交換し、一時間以上温め続けると体は活性化します。

【里芋パスター】

里芋の皮をむき、すりおろした里芋にお酢を入れてよく混ぜます。二〜三分放置した後、里芋の一割ほどの生姜おろしを入れてよく混ぜ、耳たぶほどの硬さになるまで小麦粉を入れて混ぜます。里芋とお酢の量は患部によって違いますが、中くらいの里芋一個に対してお酢は小さじ1／3くらいです。

【梅生番茶】

中くらいの大きさの梅干しをよく練り、生姜おろし一つまみとしょうゆ小さじ一を入れてまたよく練ります。この中に熱々の三年番茶を二〇〇cc注いで飲みます。

【椎茸スープ】

水二〇〇ccに対して少し大きな干し椎茸一個を中火で一時間以上かけてゆっくり煮出します（濃く煮出すには水八〇〇cc以上）。この椎茸スープに好みで大根おろし、生姜おろし、刻みねぎを入れて飲みます。しょうゆ味は好みでよいです。しょうゆ、みそ、塩は使わず無塩で摂ってもよいです。

【第一大根湯】

大根おろし大さじ二、生姜おろし小さじ一、しょうゆ少々を湯呑みに入れ、熱々の三年番茶を二〇〇cc注いで温かいうちに飲みます。三年番茶の代わりにほうじ茶、よもぎ茶、玄米茶、椎茸スープなどを注いでもよいです。

あとがき

食養指導をはじめて一〇年ほど経った時です。マクロビオティックな生活を実践していて、より元気になっている人とそうでない人がいるのに気づきました。元気になる人とそうでない人、病気が改善される人と改善されない人、その違いはどこにあるのか？

その違いの一つは「断食や半断食」を取り入れているかどうかであると気づいたのです。

断食や半断食をじょうずに取り入れている人は、体質改善が進み、元気なのです。一万人近い人たちを食養指導してきて、断食や半断食を実践した人は、病気の経過もひじょうに順調なのです。

断食や半断食は古くて新しい生き方です。古《いにしえ》の人たちが私たちに残してくれた大切な習慣であったと思います。人生の転機に断食や半断食を取り入れることは大きな一歩になると思うのです。そして、マクロビオティックのひとつの実践が断食です。前書の『自然治癒力を高めるマクロビオティック〔基礎編〕』もお読みいただければ、理解がより深まると思います。

昨年夏に出版した『基礎編』は、早くもベトナムでの翻訳出版が決まりました。昨今では海外からも講演や食養指導の依頼が増えてきています。マクロビオティックな生き方を歩む同志も全国各地、世界各国で増えているのです。私の所にもマクロビオティックな生き方を求めて若い人たちが数多く訪れます。若い世代にも断食や半断食の素晴らしさを継承し、時代に合った断食や半断食を残していきたいと強く思うのです。

これからの時代は、志を同じくする人たちと連携しあって、社会を変えていくことが重要だと思います。この変化をより良い方に向かわせるために断食や半断食があるのではないでしょうか。

断食や半断食を通して、食のありがたさを知るのです。感謝心というものが湧いてくるのです。そして奇跡とも思える治癒例に遭遇すると、奢る心と蝕む体は貪る食から湧いていたことを感じるのです。

断食や半断食を通して一人でも多くの人の人生が好転していくことを願っています。

最後になりましたが、本書を出すにあたり、陰に陽にご尽力いただいたあうん社の平野智照氏に心から感謝申し上げますとともに、出版を快くお引き受けくださったミネルヴァ書房・社長、杉田啓三様にも心よりお礼申し上げます。

二〇二一（令和三）年　初夏

磯貝　昌寛

《著者紹介》
磯貝昌寛（いそがい・まさひろ）
1976年群馬県生まれ。食養指導家。「マクロビオティック和道」主宰。
20年間で1万人近くの食箋指導を行い、現代人に合ったマクロビオティック（食・体・心の調和をとる生活法）をすすめる。
著　書『からだの自然治癒力をひきだす食事と手当て・放射能対策編』サンマーク出版、2012年（大森一慧との共著）。
『自然治癒力を高めるマクロビオティック〔基礎編〕』ミネルヴァ書房、2020年。

［企画編集］あうん社　平野智照
［製作協力］丹波新聞社

自然治癒力を高めるマクロビオティック〔実践編〕
——運命を開く断食——

2021年9月20日　初版第1刷発行　〈検印省略〉

定価はカバーに
表示しています

著　者　磯　貝　昌　寛
発行者　杉　田　啓　三
印刷者　中　村　勝　弘

発行所　株式会社　ミネルヴァ書房
607-8494 京都市山科区日ノ岡堤谷町1
電話代表（075）581-5191
振替口座 01020-0-8076

中村印刷・藤沢製本

ISBN978-4-623-09263-5
Printed in Japan